W0064967

Danz
**Alles wird schwerer –
Ich nicht!**

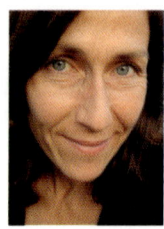

Die Autorin

Dr. Antonie Danz ist Ernährungswissen-
schaftlerin und Master of Science.
In ihrer wissenschaftlichen Arbeit widmet
sie sich dem Zusammenhang zwischen
Ernährung und Frauengesundheit. Dabei
wurde sie immer stärker von der ganzheitlichen Ernährungslehre der TCM
(Traditionelle Chinesische Medizin); der
5-Elemente-Lehre beeinflusst. Neben frei-
en Seminaren, Lehraufträgen und zahl-
reichen Veröffentlichungen ist Antonie
Danz Expertin für das Thema „Ernährung" im Rahmen des Frauengesund-
heitsportals der Bundeszentrale für
gesundheitliche Aufklärung (BZgA) und
arbeitet als Ernährungscoach in einer
Frauenarztpraxis in Köln.

Danksagung

Für die wertvollen Anregungen und
Kommentare während der Entstehung
dieses Buches danke ich von Herzen
Susanne Lamche, Iris Kiefer, Viola Gabor,
Maria Nagy und Martina Kriger. Mein
besonderer Dank gilt Ralf Luthardt für
seine fachliche Expertise auf dem Gebiet
der chinesischen Medizin und seine
freundschaftliche Unterstützung. Nicht
zuletzt danke ich Sibylle Duelli von TRIAS
für die anregende und gute Zusammen-
arbeit und Anja Fleischhauer für das
achtsame Redigieren des Manuskriptes.

Dr. Antonie Danz

Alles wird schwerer –
Ich nicht!

Die genussvolle Ernährung für Frauen ab 40

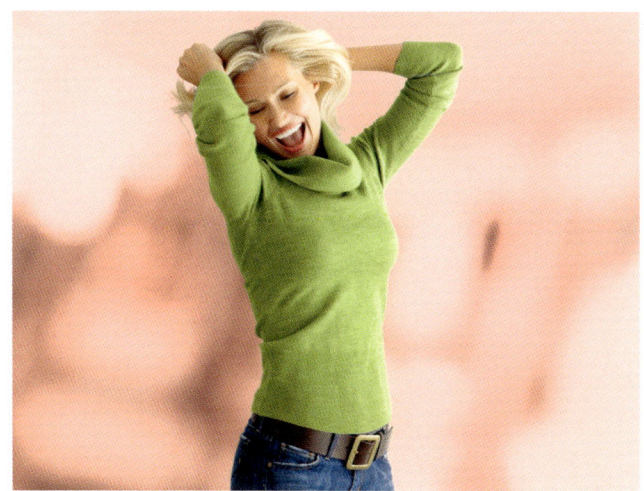

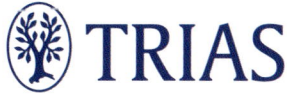

4

REZEPTE

Das Leben nährt uns

*Alles ist zur richtigen Zeit am richtigen Ort,
so die Lehre der Daoisten.*

Sie sind mit dem vorliegenden Buch dazu
eingeladen, traditionelle Erfahrungswerte
und Ihr eigenes Ernährungswissen wieder
in den Vordergrund Ihrer Ernährung zu
rücken. Die Grundlage, die ich Ihnen dazu
gebe, ist eine einfache und zugleich tiefgründige Essenz aus der Ernährungslehre
der Traditionellen Chinesischen Medizin
(TCM) und den Erfahrungswerten aus
meiner langjährigen Beratungspraxis mit
Frauen. Die hierin vermittelten Ernährungsleitlinien geben Ihnen einerseits eine
hinreichende Führung bei der Reaktivierung Ihres eigenen Ernährungserfahrungs-
wissens. Andererseits gewähren Sie Ihnen
ausreichend Flexibilität, um auf Ihre Veranlagung und Bedürfnisse Rücksicht zu
nehmen.

Auf die umfassende Vermittlung des Fünf-
Elemente-Modells, eines wichtigen Grund-
lagenmodells der TCM, wird hierbei bewusst verzichtet. Erstens, da deren Inhalte
sehr komplex und für unser westliches
Denken ungewohnt und damit häufig
schwer verständlich sind. Zweitens fördern die in den gängigen Büchern zur TCM
aufgeführten Kategorien (Elemente) eine
schematische, dem Verstand nach orien-
tierte Nahrungsauswahl. Ihrer individuellen Veranlagung wird so nur unzureichend
entsprochen. Darüber hinaus stärkt es
nicht Ihr Vertrauen in die Eigenkompetenz.

Alles ist zur richtigen Zeit am richtigen
Ort. Alles, die Nahrung, die Sie essen und
auch dieses Buch, das Sie nun in Ihren
Händen halten.

Antonie Danz, Köln im Oktober 2009

Das ist das Buch für Sie!

Ihnen liegt Ihre Ernährung am Herzen, so wie vielen anderen Frauen um die 40, die spüren, dass sich ihr Körper und ihre Bedürfnisse verändern. Wenn Sie sich darüber hinaus für alternative Ernährungslehren wie die Traditionelle Chinesische Medizin interessieren, jedoch bislang nicht den richtigen Zugang zu ihr gefunden haben, dann ist dieses Buch genau das Richtige für Sie.

	ja	nein
Haben Sie Probleme, Ihr normales Körpergewicht zu halten und würden Sie gerne abnehmen und sich wohlfühlen?		
Sind Sie nach dem Essen oft müde und leiden unter Völlegefühl, Blähungen oder Energielosigkeit, die Sie gerne in den Griff bekommen würden?		
Machen Sie sich seit geraumer Zeit um Ihre Lebensweise, Ihre Ernährung und das Älterwerden und die Erkrankungen, die damit einhergehen können, Gedanken?		
Sind Sie vor oder in den Wechseljahren und haben Hitzewallungen und Schlafstörungen, denen Sie vorbeugen, beziehungsweise, die Sie gerne beheben möchten?		
Sind Sie über die vielen unterschiedlichen Ernährungsempfehlungen, die kursieren, verwirrt und möchten einfach wieder mit Freude essen und das, ohne dabei viel nachzudenken und abzuwägen, was das „Richtige" ist?		
Sind Sie auf der Suche nach einer stärker selbstbestimmten Ernährungsweise, die Wohlsein und Vertrauen in das eigene „innere Wissen" vermittelt?		

Haben Sie eine oder mehrere dieser Fragen mit „Ja" beantwortet? Dann finden Sie in dem vorliegenden Buch einen kompetenten Ratgeber.

Die Gründe für dieses Buch

Zu viel angelerntes Wissen bringt Unwissen und Verwirrung.

Noch nie zuvor wussten wir so viel über „gesunde" Ernährung wie heute. Mit der Zunahme an Information wuchs jedoch gleichzeitig bei vielen die Unsicherheit und die Angst, nicht das „Richtige" zu essen. Und trotz der umfangreichen Ernährungsaufklärung gab es in unserem Land noch nie zuvor so viele Übergewichtige und ernährungsmitbedingt erkrankte Menschen.

Herrscht hier ein Mangel an Wissen trotz oder gerade aufgrund der Informationsflut? Ein Mangel inmitten der Fülle?

Welcher Hunger wird hier scheinbar nicht gestillt? Es scheint nicht ein Mangel an Wissen zu sein, sondern der versperrte Zugang zu dem in jedem von uns innewohnenden inneren Wissen um die passende Ernährung. Einerseits versperrt uns die Fülle an Ernährungsbotschaften diesen Zugang. Andererseits haben wir gelernt, unsere Nahrung dem Verstand nach auszuwählen. Die sinnliche Expertise, sprich, unser Bauchgefühl, ist dadurch schlichtweg aus der Übung geraten. Wir vertrauen diesem inneren Wissen nicht mehr.

Frustriert wegen häufig wechselnder Ernährungsbotschaften

» Darüber hinaus sind wir mittlerweile in der Betrachtung von Nahrung sehr auf einzelne Nahrungsbestandteile (Fettsäuren, Vitamine etc.) fokussiert. Sprich, wir richten unser Augenmerk stark auf das Einzelne. Das führt weg vom Ganzen, vom Lebensmittel und vom Essen. Damit verbreitet sich auch schnell der Glaube, Lebensmittel seien nicht ausreichend, um den Bedarf an einzelnen Nährstoffen zu decken. Ein Apfel ist nicht genug Vitamin C, ein Joghurt ist nicht genug Kalzium. Dadurch entsteht in uns unweigerlich das Gefühl von Mangel. Da der Mensch ist, was

er isst, sind auch wir im Mangel, ein Mangelwesen. Das bringt nicht nur Angst vor Krankheit mit sich. Zu unseren Gefühlen von Mangel und Angst gesellen sich dann noch die von zunehmender Verwirrung und Unsicherheit durch die regelmäßig wechselnden Aufklärungsbotschaften. Das schwächt unser Vertrauen und zwar nicht nur das in die Kompetenz der Ernährungsfachkräfte. Viel bedeutsamer ist der Verlust des Vertrauens in die nährende Kraft von Lebensmitteln und in unsere innere Führung bei der Nahrungsauswahl und Zubereitung.

Vertrauen zum inneren Ernährungswissen schaffen

Wir können unser Vertrauen in die Nahrung und unsere eigene Ernährungskompetenz wieder zurückgewinnen. Ein Ernährungssystem wie das der Traditionellen Chinesischen Medizin, das sowohl den Menschen als auch Lebensmittel (Pflanzen, Tiere) als Ganzes und nicht als die Summe seiner Teile begreift, bietet dazu eine hervorragende Grundlage. Darüber hinaus liefert eine Erfahrungslehre wie die TCM einen guten Zugang zu unserem inneren Wissen, da sie unsere innere Ordnung widerspiegelt. Sie bietet uns eine Art Orientierungssystem zur Reaktivierung unseres eigenen Erfahrungswissens.

Und genau darum geht es in dem vorliegenden Buch. Um die Vermittlung des Zugangs zu dem uns innewohnenden inneren Ernährungswissen. Damit erobern wir uns auch wieder das Vertrauen, dass uns das Leben nährt.

Möge die Idee des Reinen,
die sich bis auf den Bissen erstreckt,
den ich in den Mund nehme,
immer lichter werden (J. W. Goethe)

Sie selbst sind die Expertin für Ihre Ernährung

Meine tiefe Überzeugung der Wirksamkeit dieses Ansatzes entspringt den Erfahrungen und Erfolgen aus meiner nun mehr als 13-jährigen Beratungspraxis. Mit Erfolg meine ich nicht nur das Erreichen der gewünschten Gewichtsabnahme oder die Beseitigung von Hitzewallungen und Schlafstörungen. Ohne diesen Dingen ihre Bedeutung für die betreffende Person absprechen zu wollen, meine ich mit Erfolg insbesondere die Rückeroberung von Eigenmacht und Vertrauen.

Eigenmacht, im Erfahren und Erkennen, selbst die kompetenteste Expertin für die eigene Ernährung zu sein. Vertrauen einerseits in die nährende Kraft von Lebensmitteln, andererseits in das eigene innere Ernährungswissen. Vor allem das wiedergefundene Vertrauen scheint mir in einer sich ständig und immer schneller wandelnden (Ernährungs-)Welt von unermesslichem Wert zu sein.

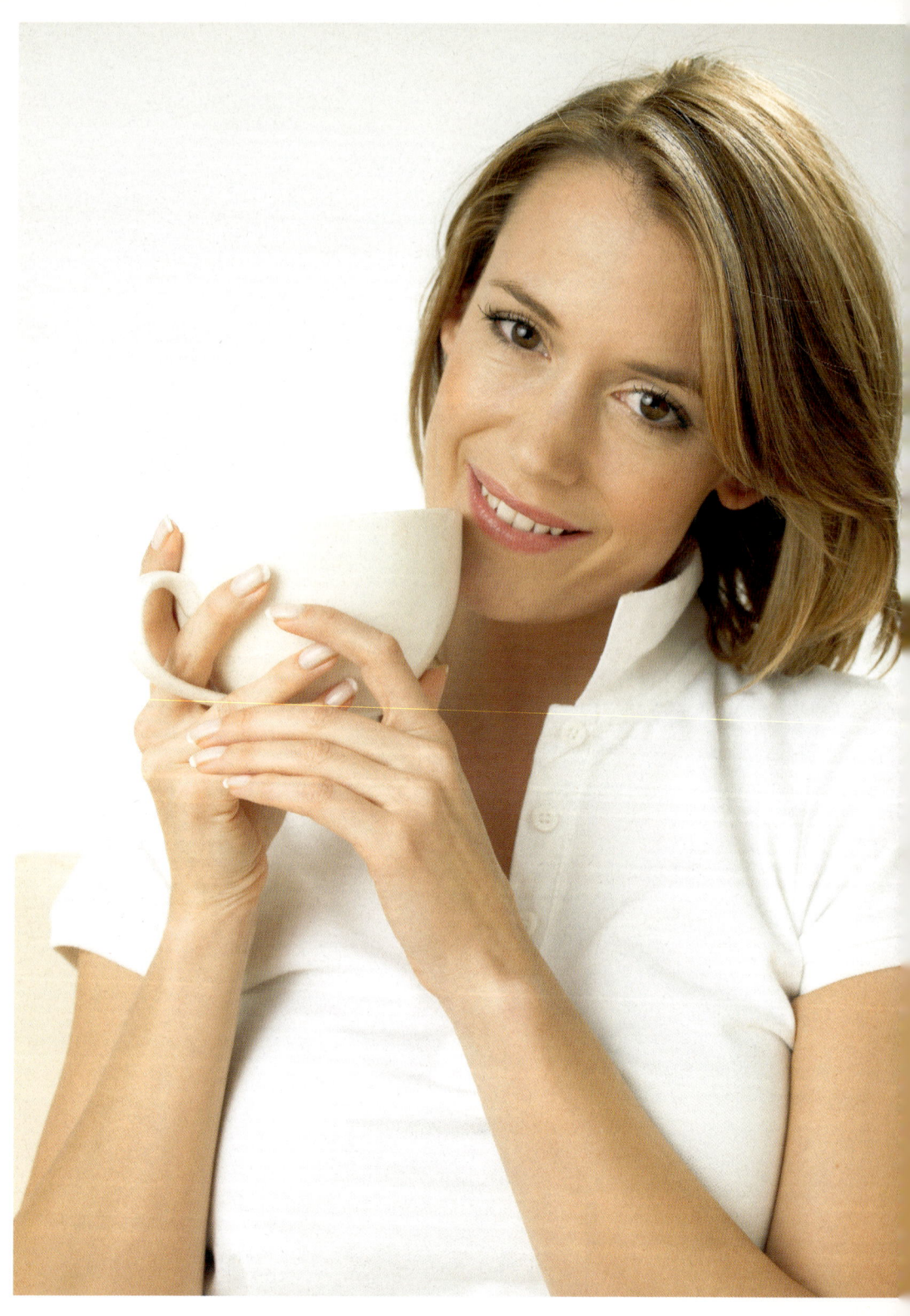

Lebensmitte: die Bedürfnisse ändern sich

Jenseits der 40 klagen viele Frauen darüber, kraftloser, nicht mehr so vital wie noch wenige Jahre zuvor zu sein und stetig an Gewicht zuzunehmen. Erfahren Sie, warum Ihr Körper und Ihre Bedürfnisse sich verändern.

Gewichtszunahme und Vitalitätsverlust

Was kennzeichnet einen Großteil der Frauen, die in die Beratungspraxis kommen? Auf der einen Seite ist es die Verwirrung und Frustration über die gängige Ernährungsaufklärung. Auf der anderen Seite ist es der Wunsch, wieder mit Freude zu essen, ohne dabei viel über Kalorien-, Fett- oder Zuckergehalt der Nahrung nachzudenken und sich damit dennoch wohl zu fühlen, eben „einfach nur zu essen". Neben diesen gemeinsamen Kennzeichen der Frauen, die an Beratung interessiert sind, gibt es Faktoren, die die Frauen in der Lebensmitte von denen der jüngeren Rat-

suchenden deutlich unterscheiden. Ganz wesentlich ist hier die Unzufriedenheit über den Anstieg des eigenen Körpergewichts. So klagen die betroffenen Frauen in der Praxis darüber, an Gewicht zuzunehmen, obwohl sie mengenmäßig nicht mehr und auch nicht anders essen als zuvor. Die bislang mehr oder weniger bewährte Strategie der Niedrig-Kalorien-Kost bleibt erfolglos. Was in jüngeren Jahren noch ganz gut zu verdauen oder was zumindest nicht sehr belastend war, scheint mit zunehmendem Alter durchaus eine Überforderung zu sein.

Warum werde ich immer kraftloser?

» Ebenso berichten die älteren Frauen im Gegensatz zu den jüngeren von Gefühlen innerer Schwere und Vitalitätsverlust und davon, sich im eigenen Körper nicht mehr wohl, müde und antriebslos zu fühlen. Zudem zeigt sich etwa ab der Lebensmitte sowohl ein deutlicher Anstieg an gesundheitlichen Beeinträchtigungen und Beschwerden als auch an chronischen Erkrankungen. Und mit Beginn der Wechseljahre sind ca. zwei Drittel aller Frauen von sogenannten Wechseljahrsbeschwerden wie Hitzewallungen und Schlafstörungen betroffen.

Gründe genug, sich häufiger fachliche Unterstützung zu holen als in jüngeren Jahren. Hinzu kommt, dass es ohne fachliche Hilfe schwierig ist, das Kalorienzählen, als *das* Leitkriterium für die Lebensmittelauswahl, aus dem Kopf zu bekommen. Noch unerreichbarer scheint es, zu einem Ernährungsverhalten zurückzukehren, das sich bei der Auswahl und der Zubereitung von Lebensmitteln vorrangig an dem eigenen Wohlbefinden orientiert. Warum ist eine solch einfache Sache, wie die, dem eigenen Wohlsein zu folgen, für viele Frauen so schwierig geworden?

Alles wird schwerer?

In meiner Beratungspraxis erlebe ich immer wieder Frauen um die 40, die frustriert sind, weil sie zunehmen, obwohl sie nicht mehr essen als früher, oder nicht abnehmen, obwohl sie sich Tag für Tag kasteien. Meist sind das Frauen, denen ihre Ernährung sehr am Herzen liegt.

Ihr Körper ist überfordert mit Salat und Rohkost

Was die meisten Frauen nicht wissen: Das sog. Nährungssystem (S. 29) wird mit zunehmendem Alter schwächer, kann thermisch Kaltes oder Kühlendes nicht mehr so gut vertragen – und ist daher mit Salat und Co. schnell überfordert. Thermische Wirkung von Lebensmitteln heißt, ob sie kühlend, erfrischend, neutral, wärmend oder erhitzend wirken. Auch Blähungen oder Verstopfungen können eine Folge sein von einem Nährungssystem, das aus der Balance geraten ist. Und gerade die Frauen, die abends nur einen Salat essen, spüren sogar schon ab Mitte 30, dass sie ihn nicht mehr gut vertragen. Die gute Nachricht ist, dass Sie mit einer Ihren Bedürfnissen angepassten Ernährungsweise, die auf Wohlsein ausgerichtet ist, Gewichtszunahme, Verdauungsprobleme und andere Beschwerden, wie beispielsweise folgende gut in den Griff bekommen:

- Vitalitätsverlust, Mattigkeit, Müdigkeit
- Entzündungen, Beschwerden in den Gelenken
- Rücken-, Nacken-, Schulterschmerzen
- Krampfadern, weiches Bindegewebe
- vermehrte Trockenheit und Faltenbildung der Haut
- innere Unruhe, verminderte Belastbarkeit, erhöhte Stressanfälligkeit
- verschlechterte Schlafqualität
- Hitzewallungen, Schweißausbrüche

Verminderte Beweglichkeit und schlechter Schlaf

Auch davon, nicht mehr so beweglich zu sein beim Sport und dass sich der Körper morgens nach dem Aufstehen steifer anfühlt als noch vor wenigen Jahren, berichten viele Frauen. Aber das kann und wird sich bessern, wenn Sie Ihr Nährungssystem stärken und nicht überfordern (S. 81). Nachts schlecht zur Ruhe zu kommen oder häufiger aufzuwachen, sind meistens Symptome von Hitze, die Sie sehr gut mit der Ernährung und Maßnahmen zur Förderung des Energieflusses in den Griff bekommen können (S. 81). Zu guter Letzt: Lenken Sie Ihre Aufmerksamkeit auf Ihre Fähigkeiten, Ressourcen und Möglichkeiten – statt auf etwaige Beschwerden. Damit werden Sie sich auch jenseits der 40 wohl und vital fühlen.

Am Anfang war die Kalorie

Die Einführung der Kalorienlehre Mitte des 19. Jahrhunderts hatte vor allem ernährungspolitische Gründe. So war sie vor dem Hintergrund zu sehen, dass in Zeiten knapper Nahrungsressourcen ermittelbar sein sollte, wie viel Nahrung und damit Geld im Minimum für die Armenspeisung, die Gefängnisinsassen und vor allem die körperlich arbeitende Bevölkerung (Arbeiter, Militär) bereitgestellt werden musste.

Die Kalorienlehre galt damit vorrangig der Berechnung der zur Erhaltung der körperlichen Leistungsfähigkeit erforderlichen Mindestzufuhr an Energie (Kilokalorien). Erst, als in den 20er-Jahren des letzten Jahrhunderts der Körper- und Schlankheitskult aufkam, wandelte sich die Bedeutung der Kalorienlehre. War sie in ihrer Ursprungsform mehr eine Lehre zur Erhaltung der Lebensfähigkeit, so wurde sie jetzt zu einer erhofften Heilslehre für Schlankheitsbewusste, zu denen vornehmlich Frauen gehörten.

Die Vertreibung aus dem Paradies

» Statt des erhofften Heils brachte die umfassende Verbreitung der Kalorienlehre jedoch eine Art Vertreibung aus dem Paradies. War zuvor noch alles in Maßen erlaubt, gab es nun klare Einteilungen in gute und schlechte Lebensmittel. Zu den guten gehörten die Lebensmittel mit wenig Kalorien, zu den schlechten die mit viel Kalorien. Fortan wusste jede schlankheitsbewusste Frau, wie viel Kalorien ein Apfel oder eine Scheibe Brot hat.

Die Lebensmittelaufnahme der aufgeklärten Verbraucherinnen richtete sich nun verstärkt nach dem Kaloriengehalt einzelner Lebensmittel und weniger nach dem Geschmack, der Verträglichkeit und dem Wohlbefinden. Ihren Siegeszug verdankt die Kalorienlehre dabei vermutlich nicht der Einteilung in gute und schlechte und damit verbunden in gesunde und ungesunde Lebensmittel. Das Versprechen eines idealen Körpergewichts durch das Befolgen einer kalorienarmen Kost war hierbei sicher der eigentliche Erfolgsfaktor. Dennoch wissen die Diätgeplagten, dass das Zählen von Kalorien und die Auswahl der Nahrung anhand des Kaloriengehaltes langfristig nicht das bewirken konnte, was sie sich davon versprachen.

Ernährung findet nur noch im Kopf statt

» Der Kalorienlehre folgten weitere wissenschaftliche Erkenntnisse, beispielsweise zu Vitaminen, Mineralstoffen und sekundären Pflanzenstoffen, die unser Ernährungsverhalten stark beeinflussen. Viele, und besonders die gut aufgeklärten Frauen, richten sich stets nach den neuesten Ernährungsempfehlungen. Dadurch ist das Verhältnis zur Nahrung für viele Frauen zu einer kopflastigen Sache geworden, die auf einem begrenzten und nur kurzfristig aktuellen wissenschaftlichen Erkenntnisstand basiert. Der Zugang zu der sinnlichen Wahrnehmung von Nahrung und zu dem eigenen Ernährungswissen und dem Vertrauen darauf ging jedoch durch diese wissensorientierte Ernährungsaufklärung für viele weitestgehend verloren. Wen wundert es da noch, dass *frau*, trotz all der Vitamine und Mineralstoffe, nicht satt wird.

Auf der Sinnsuche

Mit den wechselnden und sich teilweise widersprechenden Empfehlungen der Ernährungsaufklärer wuchs die Verwirrung ob der „richtigen" Ernährung und der Vertrauensverlust in die Expertise der Ernährungsfachleute nahm zu. Ein solches Zusammentreffen aus Verwirrung und Vertrauensverlust kulminiert unweigerlich in einer Frustration über die klassische Ernährungsaufklärung. Das wachsende Interesse an alternativen Ernährungslehren ist ein deutlicher Ausdruck davon. Darüber hinaus zeigt die zunehmende Auseinandersetzung mit Erfahrungslehren wie der TCM und des Ayurveda einen Wandel im Verständnis von Leben und damit auch von Nahrung und Ernährung.

15

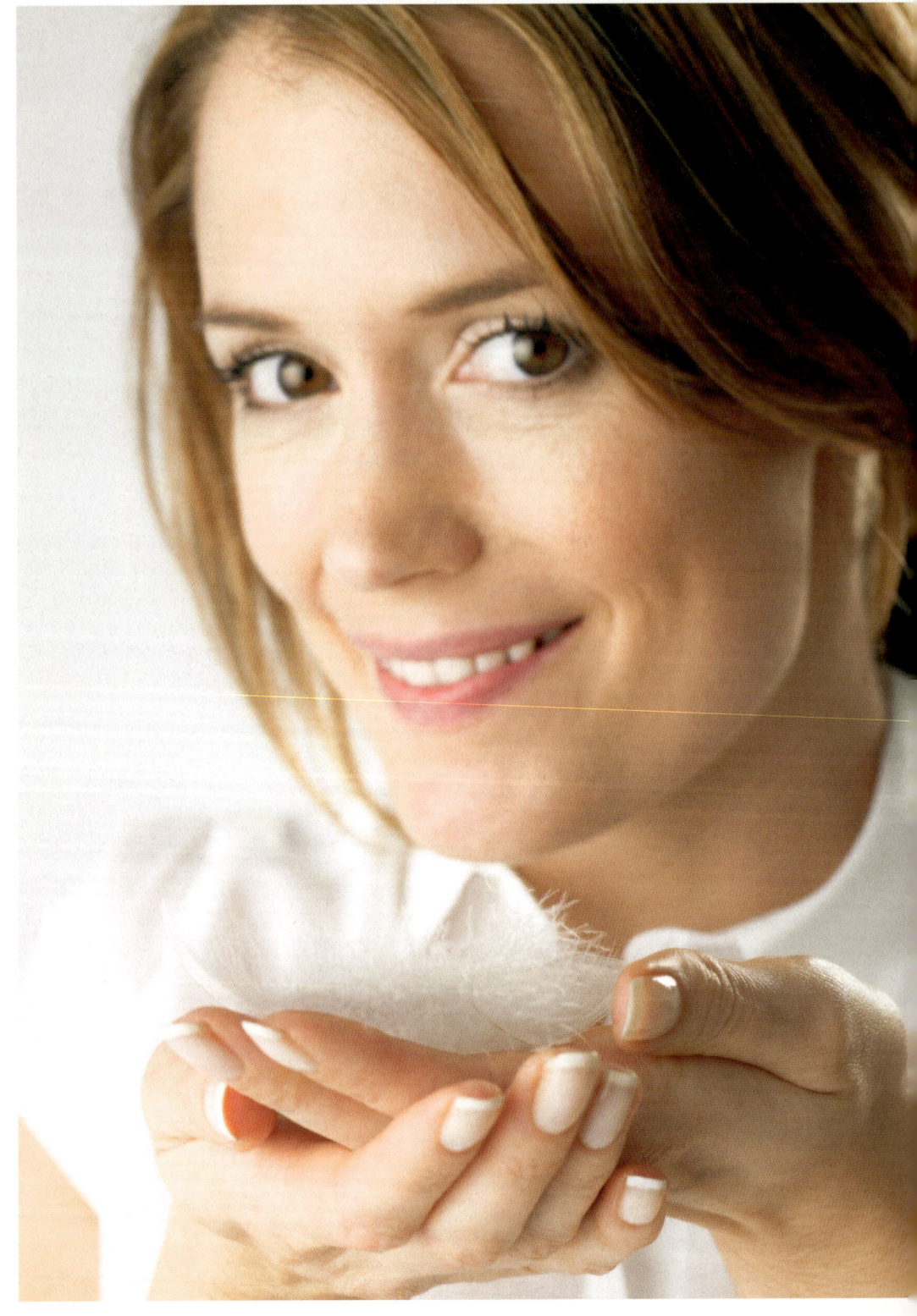

Das innere Wissen wieder erfahrbar machen

Die Traditionelle Chinesische Medizin mit ihren verschiedenen Denkmodellen erfasst den Menschen ganzheitlich. Erfahren Sie in diesem Kapitel, wie diese Modelle den Einfluss von Nahrung auf Ihr körperliches, emotionales und geistiges Befinden beschreiben.

TCM – Jahrtausende altes Erfahrungswissen

Die Traditionelle Chinesische Medizin (TCM) ist eine Jahrtausende alte Erfahrungslehre und eine der ganzheitlichsten Medizinsysteme der heutigen Zeit. Es ist eine Lehre vom Menschen, von der Welt, die nicht in geistige und physische Phänomene einteilt und diese daher nicht als getrennt voneinander betrachtet.

Alles ist Energie und alles steht miteinander in Wechselwirkung, so eine Kernaussage der TCM. Das Nichtmaterielle – Feinstoffliche – kann in das Materielle – Grobstoffliche – umgewandelt werden und umgekehrt. Alles unterliegt den gleichen Gesetzmäßigkeiten und Mechanismen, ob es sich um ein Organ, eine Emotion, einen Klang oder ein Lebensmittel handelt. In der Lehre der TCM sind diese Gesetzmäßigkeiten und Mechanismen der Wechselwirkung aller Dinge zusammengetragen. Hierzu wurden beispielsweise folgende Dinge über Jahrtausende hinweg beobachtet:

- die Wirkung einzelner Nahrungsmittel und deren Zubereitungsweise auf das Wohlsein des Menschen,
- den Effekt, den dabei klimatische Bedingungen wie Wind, Regen, Kälte usw. haben,
- den Einfluss, den Beziehungen und emotionale Faktoren auf das Sein des Menschen haben usw.

Energetische Störungen erkennen

» Die Muster, die diesen Wechselwirkungen zugrunde liegen, wurden in verschiedenen Denkmodellen zusammengefasst. Anhand dieser Modelle können alle Phänomene des Lebens, so auch Erkrankungen und Beschwerden erklärt werden. Damit liefern die Modelle zum einen eine Grundlage für die Auswahl der geeigneten Behandlungsform bei Beschwerden und Erkrankungen. Zum anderen geben sie Auskunft darüber, was zur Vorbeugung von Störungen des Systems, wie beispielsweise durch Erkrankungen, zu tun ist: sei es im Bereich der Ernährung, der körperlichen Aktivität, der Kräuterheilkunde oder anderen Bereichen.

Die Lehre der TCM zielt dabei insbesondere auch darauf ab, bereits kleine energetische Störungen zu erkennen und zu lösen, bevor es zu größeren Störungen wie manifesten Erkrankungen kommt. Ein Modell bildet eine bestimmte Ebene der Wirklichkeit ab, sie ist jedoch nicht die Wirklichkeit, sondern „nur" ein Hilfsmittel für die praktische Arbeit. Das ist in der Praxis immer mit zu bedenken.

Es gibt in der TCM verschiedene Denkmodelle oder Kategoriesysteme, nach denen die Diagnose energetischer Störungen vorgenommen werden kann. Aus dieser Diagnose wird dann die entsprechende therapeutische Maßnahme abgeleitet. Auf die beiden Modelle, die die Grundlage der Traditionellen Chinesischen Medizintheorie bilden, soll hier insofern kurz eingegangen werden, um die unterschiedliche Betrachtungsweise von Nahrung und Ernährung, ja des Lebens überhaupt, zwischen der Chinesischen Ernährungslehre und dem ernährungswissenschaftlichen Ansatz, darzulegen.

Yin und Yang

Eines dieser beiden Grundlagenmodelle der TCM ist das von Yin und Yang. Die Yin-Yang-Theorie beruht auf dem philosophischen Konzept von zwei polaren Gegensätzen, die als Yin und Yang bezeichnet werden. Leben ist Wandel und dieser Wandel geht von diesen Polaritäten aus, die allen Dingen innewohnen. Das Yin-Yang-Modell beschreibt die Beziehungen und Veränderungen der Dinge untereinander und zum Universum. Es dient dazu, diesen fortwährenden Wandel zu erklären und damit letztlich das Leben zu verstehen.

Nichts ist in sich Yin oder Yang: Das eine ist nur in Beziehung zum anderen mehr

Yin oder Yang und diese Beziehung ist im ständigen Wechsel und im wechselseitigen Übergang miteinander. So geht beispielsweise die Nacht in den Tag über und der Winter in den Frühling. Im Hinblick auf die Ernährung können wir Yin als den Substanz gebenden Teil betrachten. Er ist quasi Bau- und Brennstoff. Yang ist der bewegende, funktionale Anteil, der die Bildung und Erhaltung von Substanz in Gang setzt. Wie bei allen Dingen geht es darum, diese beiden Anteile in einen harmonischen Fluss der Energien zu bringen. Wenn die Energie harmonisch fließt, erleben wir Wohlsein. In diesem Kapitel wird diese Wechselwirkung anhand des Kerzenmodells verdeutlicht (S. 23).

Das Fünf-Wandlungsphasen-Modell

Ein weiteres Denkmodell ist das Fünf-Wandlungsphasen-Modell, das auch als Fünf-Elemente-Modell bezeichnet wird. Das System der Fünf Elemente beruht auf einem Entsprechungsdenken, nach dem alle Naturphänomene im Universum auf fünf Elemente – Feuer, Erde, Metall, Wasser, Holz – zurückgeführt werden. Ein Element ist hierbei eine Art Kategorie für bestimmte Funktionen, Organe, Körperteile, Emotionen und Umwelteinflüsse, wie Nahrung, Klima, Farben, Laute usw.

Die Elemente mit ihren zugehörigen Größen existieren nicht getrennt voneinander, sondern stehen in einer permanenten, dynamischen Wechselwirkung und gegenseitigen Beeinflussung miteinander. Das

Fünf-Elemente-Modell beschreibt energetische Funktionen und Wechselwirkungen. Diese geht über die uns bekannte physiologische Beschreibung des Organismus hinaus. Sie umfasst alle Aspekte, körperliche, emotionale wie geistige. Das Modell beschreibt beispielsweise den Einfluss von Nahrung auf das körperliche, emotionale und geistige Befinden eines Menschen. Ebenso werden alle anderen im Universum vorkommenden Größen in ihrem Einfluss aufeinander und in ihren Wechselwirkungen untereinander beschrieben. So zum Beispiel klimatische Faktoren, Farben, Kräuter, Chemikalien usw. Eines der fünf Elemente wird ab S. 27, im Hinblick auf die Umwandlung von Nahrung in körpereigene Energie, etwas genauer betrachtet. Weitere Erläuterungen und Kenntnisse des Modells sind zum Verständnis der gemachten Ernährungsempfehlungen nicht erforderlich. Wer sich dennoch weitergehend für die TCM und im Besonderen das Fünf-Elemente-Modell interessiert, der sei auf die Literaturliste im Anhang des Buches verwiesen.

Alles ist Energie

Alles ist Energie! Alles in unserer Welt, unabhängig davon, wie groß, wie dicht oder wie schwer es ist, ist eine Ansammlung elektrischer Ladungen, die miteinander in Wechselwirkung stehen. Es gibt also keine zwei grundlegenden physikalischen Größen – die materielle und die immaterielle – sondern nur eine: Energie. Materie ist somit nichts anderes als konzentrierte Energie. So lauten, vereinfacht ausgedrückt, die Erkenntnisse der Quantenphysik über unsere Welt, unser Leben. Das widerspricht unserem mechanistischen Weltbild.

Alles steht in Wechselwirkung miteinander

Erfahrungslehren wie die Traditionelle Chinesische Medizin und östliche Philosophielehren gehen jedoch schon seit Jahrtausenden von einer Betrachtungsweise aus, nach der alles im Universum Energie ist und alles miteinander in Wechselwirkung steht. Alle Formen und Substanzen im Universum sind die Materialisierung von Energie. Lebensmittel sind danach materialisierte Energie. Das ist für unser mechanistisch geprägtes Denken erst einmal schwer zu verstehen. Letztlich ist es jedoch gar nicht wichtig, was wir uns konkret unter Energie vorzustellen haben. Vielmehr sind die mit dieser Betrachtungsweise verbundenen Implikationen für unser Leben und damit unsere Ernährungsweise wichtig.

Lebensmittel sind mehr als die Summe ihrer Nährstoffe

Wenn wir alles als Energie betrachten, dann verstehen wir die eigentliche Dimension, in der Lebensmittel auf uns Einfluss nehmen. Nahrung wirkt sich eben nicht nur darauf aus, ob wir nach dem Essen satt sind oder nicht oder ob wir an Gewicht zunehmen oder nicht. Sie beeinflusst das ganze Spektrum unseres geistigen wie körperlichen Befindens. Lebensmittel sind mehr als die Summe ihrer Kalorien und ihrer Nährstoffe.

Traditionelle Chinesische Medizin ist ganzheitlich

Der Großteil der Ernährungsforschung bezieht sich weiterhin auf einzelne Nährstoffe und nicht auf das komplexe Lebensmittel. Vieles von dem, was die klassische Ernährungswissenschaft vertritt, müsste infrage gestellt werden. Die Akzeptanz und die Umsetzung dieser Erkenntnisse in der Ernährungsaufklärung wird daher vermutlich noch einige Zeit auf sich warten lassen. Dahingegen bietet die TCM mit ihrem ganzheitlichen und energiebezogenen Ansatz ein Jahrtausende altes Erfahrungswissen, das uns diese Erkenntnisse auf einfache und tiefgründige Weise – hier und jetzt – näher bringen kann.

Erfahrungslehre als Spiegel des inneren Wissens

Unsere Erfahrungen, so die Lehre der TCM, werden im Geist, Shen, gespeichert. Shen sitzt im Herzen. Danach wird alles, was wir erleben, eben auch unsere Ernährungserfahrungen, im Herzen gespeichert und ist von dort abrufbar. Aus unserer westlich geprägten Betrachtung heraus ordnen wir den Geist eher dem Kopf als dem Herzen zu. Wenn wir jedoch an die Bedeutung denken, die wir dem Herzen im übertragenen Sinne zusprechen, ist die Betrachtungsweise, dass alle Erfahrungen mit dem Herzen verknüpft sind, auch uns im Westen gut vertraut. Redewendungen wie: „Wenn das Herz schwer ist, läuft der Mund über", „Mit dem Herzen auf der Zunge", „Von Herzen sprechen", „Schweren Herzens" sind ein Ausdruck davon.

Doch wie können wir die gespeicherten Erfahrungen, unser inneres Ernährungswissen, abrufen? Ganz einfach, indem wir uns an die Erfahrungen erinnern, indem wir sie nochmals erleben oder sie im „Außen" wiedererkennen, beispielsweise in einer umfassenden Erfahrungslehre wie der TCM. Diese über Jahrtausende hinweg systematisch gesammelten Ernährungserfahrungen liefern uns quasi einen Spiegel, in dem wir unser eigenes Erfahrungswissen wieder an die Oberfläche, vom Unbewussten ins Bewusste bringen und es so betrachten können.

Damit wir unser inneres Ernährungswissen in diesem Spiegel klar erkennen können, werden wir im Folgenden zwei Denkmodelle betrachten. Diese sehr vereinfachten Modelle liefern eine Art Schlüssel zum Ernährungserfahrungswissen der TCM. Mit dem Kerzenmodell betrachten wir die Funktion von Nahrung aus der Perspektive der TCM. Das zweite Modell, das Kochtopfmodell, erklärt uns die Transformation einverleibter Nahrung und welche Faktoren auf diese Umwandlung in Körper eigene Energie Einfluss nehmen.

Om Mani Padme Hum –
Das Juwel des Bewusstseins
wohnt im Inneren meines Herzens.
(Buddhistisches Mantra)

Kerzenmodell – der Mensch als Lebenslicht

Das Kerzenmodell zeigt uns die Bedeutung der Nahrung für unser Wohlsein, unsere Vitalität und den Alterungsprozess auf. Dazu betrachten wir unser Menschenleben anhand einer Metapher, dem Bild einer Kerze. Nach diesem Bild bestehen wir aus Kerzenwachs, der Form (Substanz) gebenden Größe und aus einer Flamme, der Wärme und Licht (Aktivität) schaffenden Größe. Der Kerzenkörper, mit dem wir geboren werden, ist die Substanz (Form), die wir für dieses Leben erhalten. Es ist, nach der TCM, unsere vorgeburtliche Lebensenergie. Aus westlicher Perspektive könnten wir es auch als unser mitgegebenes Erbgut bezeichnen. Die Funktion einer Kerze ist es, Wärme und Licht (Aktivität) zu schenken.

Zweck unserer Substanz ist somit, in Wärme und Licht verwandelt zu werden, wie auch immer diese Aktivitäten im individuellen Fall beschaffen sein mögen. Unsere Aktivitäten verbrauchen im Verlauf des Lebens unsere Substanz. Das Kerzenwachs wird also mit der Zeit verbraucht. Das macht letztlich den Alterungsprozess aus. Im Gegensatz zu einer realen Kerze, deren Kerzenwachs nicht aufgefüllt werden kann, ist es uns jedoch möglich, verbrauchte Substanz wieder aufzufüllen. Das ist uns jedoch nur bis zu einem gewissen Maß möglich, bis auch unsere Substanz irgendwann einmal gänzlich verbraucht ist und wir sterben.

Jeder Mensch hat ein unverwechselbares Licht

» Das Auffüllen unserer Substanz ist uns durch die Nahrung, die Getränke und die Atemluft möglich. In dem oben genannten Sinne – unsere Substanz wird in Aktivität verwandelt – sind wir wahrhaft das, was wir essen, trinken und atmen. Jede hat eine ihr eigene Kerzenform und ein unverwechselbares Licht, das sie ausstrahlt. Es gibt kleine, große, dicke und dünne Kerzenkörper und kleine und große Flammen. Aus unserer materiell geprägten Betrach-

tungsweise neigen wir dazu, in Gut und Schlecht einzuteilen. Eine große Kerze beispielsweise als etwas Gutes zu betrachten, eine Kleine hingegen als etwas Schlechtes.

Aus energetischer Perspektive sind die Größe oder andere Maßeinheiten und Normen jedoch nicht der ausschlaggebende Faktor für unser Wohlsein. Die Wechselwirkung zwischen Flamme (Aktivität) und Kerzenwachs (Substanz) wird als wichtig betrachtet. Entscheidend ist hierbei die Ausgewogenheit dieser Wechselwirkung, das energetische Gleichgewicht zwischen Aktivität und Substanz. Auf dieses Gleichgewicht zwischen Aktivität und Substanz haben innere und äußere Faktoren Einfluss. Zu den inneren gehören unsere Emotionen und unsere geistigen Konzepte, die bestimmen, wie wir uns und die Welt erleben. Den äußeren Faktoren gehören die Ernährung, die körperliche Aktivität und alle Umwelteinflüsse, denen wir unterlegen sind, an.

Die Nahrung beeinflusst unsere Flamme

Die Nahrung ermöglicht uns, auf das Gleichgewicht zwischen Substanz und Aktivität unmittelbar Einfluss zu nehmen. Wir können gezielt Kerzenwachs aufbauen und auch die Flamme in ihrer Größe über die Ernährung steuern. Mit einer Ernährungsweise im Sinne einer Balance zwischen diesen beiden Größen fühlen wir uns wohl, sind vital und ausgeglichen. Jede Störung in diesem Gleichgewicht zeigt sich hingegen als Unwohlsein, oder, in der fortgeschrittenen Form, als Krankheit.

Im Alter zwischen 35 und 40 Jahren lässt die Effizienz der Umwandlung von Nahrung in Substanz (Kerzenwachs) nach. Daher ist es mit Beginn des mittleren Lebensalters wichtig, die Ernährungsweise auf die veränderten Gegebenheiten abzustimmen. Wie sieht eine Ernährungsweise aus, die auch mit zunehmendem Alter ausreichend Substanz bereitstellt und für ein Gleichgewicht zwischen Substanz und Aktivität sorgt? Dies betrachten wir näher ab S. 50. Als Verständnisgrundlage für die dort aufgeführten Ernährungsleitlinien nutzen wir ein weiteres Denkmodell, das nachfolgend beschrieben wird.

Beispiele aus der Praxis

Anhand der folgenden Beispiele erkennen Sie ein gestörtes Gleichgewicht in der Wechselwirkung zwischen Kerzenwachs (Substanz) und Flamme (Aktivität).

Flamme ist zu klein

Die Flamme ist im Verhältnis zum Kerzenkörper zu klein. Dadurch wird die vorhandene Substanz nicht ausreichend in Aktivität umgewandelt. Das kann sich in geistiger oder körperlicher Trägheit zeigen. Die kleine Flamme läuft Gefahr, von ihrer (übermächtigen) Substanz vorzeitig ausgelöscht zu werden.

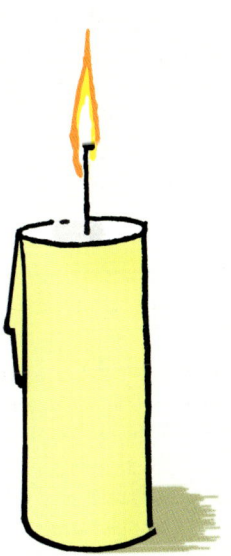

Übertragen wir dieses Beispiel auf den Menschen, kann folgende Situation in der Praxis vorliegen. Es handelt sich um eine Frau, die schnell friert, kalte Hände und kalte Füße hat (kleine Flamme). Sie ernährt sich vor allem von Salat, fettarmen Milchprodukten, rohem Gemüse und Obst, da sie zu einer schnellen Gewichtszunahme neigt. Mit der kalorienarmen Kost versucht sie, ihr Gewicht in den Griff zu bekommen.

Gefühl der Kälte

Die veranlagungsbedingt vorhandene kleine Flamme der betreffenden Frau wird jedoch durch die thermisch kalten Lebensmittel, von denen sie sich überwiegend ernährt, noch zusätzlich gekühlt, sprich verkleinert. Mit einer Ernährungsweise, die Wärme zuführt, könnte sie ihre Flamme vergrößern und somit in ein Gleichgewicht zwischen Aktivität und Substanz kommen. Regelmäßige körperliche Aktivität wäre – neben der Ernährung –, eine weitere Möglichkeit, die Flamme anzuregen. Da sie dies jedoch weder über die Ernährung noch über körperliche Aktivität tut, gelingt es ihr nicht, ihrem Körper mehr Wärme zuzuführen und die Substanz in Bewegung zu bringen. Diese Frau versteht nicht, warum sie, trotz kalorienarmer Kost, nicht abnimmt und unter Energielosigkeit und Kälteempfinden leidet.

25

Flamme ist zu groß

Die Flamme ist im Verhältnis zum Kerzenkörper zu groß. Dadurch wird über die vorhandene Substanz hinaus gelebt. Die Flamme beginnt zu flackern und rußt. Die Substanz wird schnell verbraucht und damit frühzeitig erschöpft.

Es handelt sich um eine Geschäftsfrau, deren Arbeitstag in der Regel 12 Stunden umfasst. Für das Essen nimmt sie sich wenig Zeit. Sie isst häufig schnell ein Brot während der Arbeit am Computer und abends isst sie ein Fertiggericht oder einen Salat vor dem Fernseher. Es fällt ihr schwer, sich zu entspannen. Sie kann nur schlecht von der Arbeit abschalten und kommt selbst nachts, im Schlaf, nicht mehr zur Ruhe. Ihre Schlaf-störungen versucht sie mit ein paar Gläsern Rotwein am Abend in den Griff zu bekommen. Allerdings ohne Erfolg!

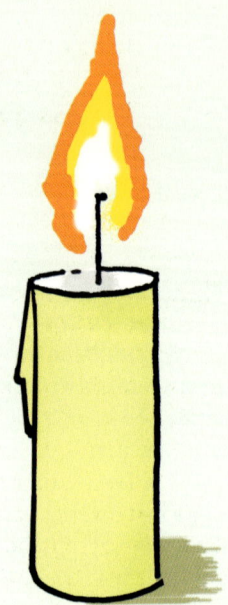

Erschöpfung

Hitzesymptome wie Nachtschweiß und gerötete Augen machen ihr zu schaffen. Sie fühlt sich erschöpft (Substanzmangel). Würde sie sich wenigstens im Rahmen der Mahlzeiten Ruhe und Entspannung gönnen und Nahrung zuführen, die gezielt ihre Substanz (Kerzen-wachs) aufbaut, könnte sie ihr Gleichgewicht wieder herstellen (S. 52). Mit dem Rotwein vergrößert sie jedoch nur das Problem, da dieser die ohnehin zu große Flamme noch zusätzlich anregt, da er Wärme zuführt. Wenn sie so weiter lebt, wird sie, im wahrsten Sinne des Wortes, bald ausgebrannt sein.

Das Kochtopfmodell – Transformation der Nahrung

In der TCM wird die Umwandlung von Nahrung in Energie nicht als Verbrennung, wie in der westlichen Ernährungswissenschaft betrachtet, sondern als Verkochung. Diese unterschiedliche Betrachtungsweise bedingt, neben anderen Faktoren, die differierenden Ernährungsempfehlungen zwischen der klassischen Ernährungswissenschaft und der TCM. Beispielsweise findet die thermische – kalte, kühle, neutrale, warme, heiße – Wirkung von Lebensmitteln in der TCM eine starke, in der Ernährungswissenschaft hingegen gar keine Berücksichtigung. Doch jeder, der schon einmal Ingwer probiert hat, weiß aus eigener Erfahrung oder kann es nachempfinden, dass ein Stück Ingwer heiß wirkt und dem Körper Hitze zuführt und ein Joghurt eher mit einer kühlenden Wirkung einhergeht.

Die Beschreibung der Umwandlung von Nahrung anhand eines leicht verständlichen Denkmodells ermöglicht uns, diesen Vorgang auf ganz einfache Weise nachzuvollziehen. Die daraus abgeleiteten zentralen Ernährungsempfehlungen – die Ernährungsleitlinien (S. 50) – sind hierdurch gut erfassbar und einprägsam. Das vorliegend beschriebene Denkmodell gibt uns darüber hinaus ein Werkzeug an die Hand, mit dem wir die Auswahl und Zubereitung der Nahrung selbstgeführt auf unsere individuelle Veranlagung und aktuellen Bedürfnisse hin abstimmen können.

Der Magen als Kochtopf

» Dieses Denkmodell erklärt auf vereinfachte Weise die Umwandlung von Nahrung in körpereigene Energie und es veranschaulicht, welche Faktoren auf diese Transformation Einfluss nehmen. Die daraus abgeleiteten Ernährungsleitlinien beziehen sich gezielt auf die allgemeinen Ernährungsbedürfnisse von Frauen, insbesondere ab dem mittleren Lebensalter. Sie sind, wie bereits erwähnt, eigenkompetent auf die individuellen Erfordernisse anpassbar.

Wir können uns den Magen, in dem die aufgenommenen Lebensmittel und Getränke verkocht werden, als eine Art Kochtopf vorstellen. Unter dem Kochtopf befindet sich eine Feuerstelle, mit deren Hilfe die Lebensmittel und die Getränke, die dort hinein gelangen, sozusagen verkocht werden. Durch die Verkochung wird die Nahrungsenergie in körpereigene Energie umgewandelt. Diese Energie können wir uns als feinen Energiedampf vorstellen, der aus dem Kochtopf aufsteigt.

Über dem Kochtopf ist eine Art Abzugshaube, die diesen Energiedampf abzieht und damit nochmals umwandelt. Die an die Abzugshaube angeschlossenen Energieleitbahnen transportieren die Energie anschließend an die Orte des Verbrauchs: an die Augen zum Sehen, das Gehirn zum Denken, die Muskulatur zum Gehen usw. Dieses Zweiergespann aus dem Kochtopf mit der Feuerstelle und der Abzugshaube mit den angeschlossenen Energieleitbahnen ist unser „Nährungssystem".

Verdauung als Trennung von Nötigem und Unnötigem

» Werden die Speisen und Getränke optimal verkocht, bildet sich ein Energiedampf, der überwiegend klar ist. Dieser klare Energiedampf kann dann ohne große Mühe von der Abzugshaube abgezogen und an die Verbrauchsorte transportiert werden. Nach einer solchen Nahrungsaufnahme fühlen wir uns gestärkt und wohl. Die bei dieser Verkochung geringfügig angefallenen trüben Bestandteile werden nach unten an den Dickdarm und die Blase weitergeleitet und von dort aus ausgeschieden. Daher wird in der TCM die Verdauung auch als die Trennung von Klarem und Trübem oder von Nötigem und Unnötigem bezeichnet.

Wird das Nährungssystem jedoch überfordert, entsteht ein Energiedampf mit vielen trüben Bestandteilen. Fällt viel Trübes an, wird dieses nur unzureichend vom Klaren getrennt und kann somit nicht mehr vollständig nach unten hin ausgeleitet werden. Die Abzugshaube hat dadurch Probleme, diesen Energiedampf abzuziehen und an die Orte des Verbrauchs zirkulieren zu lassen. Diese Überforderung des Nährungssystems bringt einige Nachteile mit sich. Zum einen kommt uns nur ein Teil der in der Nahrung vorhandenen Energie zugute. Es erfolgt also eine verschlechterte Energieversorgung. Dies kann mit Zeichen von Energiemangel und Müdigkeit einhergehen.

Insbesondere in den Wechseljahren kann sich eine solch mangelhafte Versorgung auch in Form von Schweißausbrüchen und Schlafstörungen zeigen. Zum anderen führen Überbelastungen des Nährungssystems zu Ablagerungen der vermehrt gebildeten trüben Bestandteile, die in der TCM als Feuchtigkeit bezeichnet werden. Feuchtigkeit kann sich in unterschiedlichen Formen zeigen, beispielsweise als

- Schweregefühl in Kopf, Armen oder Beinen,
- Trägheit,
- Appetitlosigkeit,
- Übelkeit,
- Müdigkeit,
- Gewichtszunahme,

- Wassereinlagerungen,
- Schwellungen und in ihrer besonders manifesten Form als
- Zysten, Myome und Krebs.

Die erstgenannten Symptome verstärken sich gewöhnlich merklich bei nass-feuchtem Wetter, wenn es also auch außerhalb des Körpers feucht beziehungsweise trübe ist.

Was die Verdauung beeinflusst

» Wie gut unser Nährungssystem funktioniert, hängt zum einen von unserer Grundveranlagung ab. Unter Grundveranlagung ist hier das zu verstehen, was jeder von uns mit der Geburt mitbringt, quasi unsere Erbanlagen. So besitzen manche Menschen einen großen, andere einen mittleren oder einen kleinen Kochtopf. Ebenso gibt es bezüglich der Größe des Feuers unter dem Kochtopf und der Stärke der Abzugshaube unterschiedliche Veranlagungen.

Diese Faktoren, die Größe des Kochtopfs und des Feuers und damit ihr Vermögen, die Nahrung zu verkochen sowie die Stärke der Abzugshaube bestimmen die Grundveranlagung unseres Nährungssystems. Weiterhin beeinflusst unser Lebensstil, ob die zugeführte Nahrung optimal umgewandelt wird und uns ausreichend Energie und Wohlsein bringt oder ob wir uns eher müde und unkonzentriert fühlen und unter Völlegefühl, Blähungen, Kälteempfindungen oder schwacher Abwehr leiden. Unser Lebensstil ist quasi die Pflege, die wir unserem Nährungssystem zukommen lassen. Bei schlechter Pflege wird selbst ein Nährungssystem mit guter Grundveranlagung auf lange Sicht nicht gut arbeiten.

Dahingegen kann uns ein weniger stark veranlagtes Nährungssystem ausreichend mit Energie versorgen, wenn wir es gut pflegen und nicht dauerhaft überfordern.

Regelmäßige Pflege oder Überforderung?

Wenn wir uns jetzt an dieser Stelle fragen, wie pfleglich unsere eigene Ernährungsweise für unser Nährungssystem bislang war und derzeit ist, können wir uns anhand der folgenden Fragen eine entsprechende Antwort darauf geben.

- Sorgen wir immer für eine regelmäßige Nahrungszufuhr, mit der wir uns wohl und ausreichend genährt fühlen, oder gehen wir weniger pfleglich mit unserem Nährungssystem um?
- Schwächen wir es durch Extreme, indem wir beispielsweise das Frühstück oft ausfallen lassen, dafür aber abends ordentlich zulangen?
- Belasten wir unser Nährungssystem mit einer Kost, die ihm augenscheinlich nicht bekommt – leiden wir unter Müdigkeit und Völlegefühl nach dem Essen, Verdauungsbeschwerden und schneller Gewichtszunahme?

Eine solche Überbelastung kann erfolgen, wenn wir beispielsweise zu viel, zu spät, unregelmäßig, zu viel thermisch kalte oder zu wenig gekochte Lebensmittel essen. Weiterhin, wenn wir Lebensmittel in einer Kombination zubereiten, die nur schlecht verträglich ist, die Speise zu schnell verzehren und diese zu wenig kauen. Nicht zuletzt sind noch einseitige Diäten und Hungerkuren zu nennen, die eine besonders große Belastung für unser Nährungssystem darstellen. In der Tabelle auf S. 33 finden sich zudem mögliche Anzeichen eines geschwächten und solche eines starken Nährungssystems. Sie zeigen nochmals deutlich, ob wir unser Nährungssystem regelmäßig gepflegt oder eher überfordert haben.

Sport, Stress und Hormone

Neben der Ernährung können weitere Lebensstilfaktoren unser Nährungssystem in seiner Funktionsfähigkeit fördern und pflegen oder überfordern und schwächen. Regelmäßiger Sport fördert beispielsweise die Funktionsfähigkeit, indem er das Feuer unter dem Kochtopf anregt und damit die Verkochung verbessert. Sport unterstützt ebenso die Zirkulation des aus der Nahrung entstandenen Energiedampfes. Dieser kann somit leicht durch die Abzugshaube abgezogen und umgewandelt werden und gut durch die Energieleitbahnen fließen. Das erklärt, warum sich Sport positiv auf unser Körpergewicht und unser Befinden auswirkt. Wenn die Energie im Körper frei fließt, empfinden wir Wohlsein.

Außer Sport wirken sich alle körperlichen wie geistigen Aktivitäten, die uns entspannen sowie eine angenehme Essatmosphäre, positiv auf das Nährungssystem aus. Sie bewirken einen freien Energiefluss und fördern so die Zirkulation des Energiedampfes. Die Erkrankung von Organen kann hingegen die Funktionsfähigkeit des Nährungssystems einschränken. Ebenso können Nahrungsergänzungsmittel und Medikamente, insbesondere Hormone, das Nährungssystem überfordern und schwächen. Daher nehmen viele Frauen, die die Anti-Baby-Pille einnehmen oder in der Postmenopause eine Hormontherapie durchführen, an Gewicht zu. Ein geschwächtes Nährungssystem bildet vermehrt Feuchtigkeit.

Das Lebensalter ist entscheidend

Mit zunehmendem Alter lässt die Funktionsfähigkeit des Nährungssystems nach. Das ist ein Faktor, der bei der Ernährungsweise ab dem mittleren Lebensalter besonders zu beachten ist. Hierbei ist, wie bei vielen Dingen, nicht das chronologische Alter, sondern das biologische Alter des Nährungssystems maßgeblich. Das hängt wiederum von unserer Grundveranlagung und unserem bislang geführten Lebensstil ab. So gibt es Menschen, die selbst mit zunehmendem Alter große Nahrungsmengen essen können, ohne an Gewicht zuzunehmen oder über Verdauungsprobleme zu klagen. Andere hingegen haben das Gefühl, schon beim Vorbeigehen an einem Kuchenbüfett zuzunehmen und allein der Gedanke, eine Linsensuppe zu essen, verursacht ihnen Blähungen.

Die wenigsten von uns werden sich der ersten Gruppe zugehörig fühlen, sondern sich irgendwo zwischen diesen beiden Extremen liegend einschätzen. Zu einer genaueren Einschätzung sind die nachfolgenden Tabellen zur Funktion des Nährungssystems hilfreich. Die damit erfolgende Bestandsaufnahme kann zudem zu einem späteren Zeitpunkt als Grundlage für eine persönliche Erfolgskontrolle genutzt werden. Unabhängig davon, wie diese Bestandsaufnahme im Einzelfall ausfällt, ist es für alle gut, eine für das Nährungssystem förderliche Ernährungsweise zu wählen. Ab dem mittleren Lebensalter ist dies auch wegen der häufiger auftretenden chronischen Erkrankungen besonders bedeutsam.

Wie Sie Ihr Nährungssystem ab 40 fördern:
Die zentrale Frage zur Ernährungsweise ab dem mittleren Lebensalter ist: Wie können wir mit zunehmendem Alter unserem Nährungssystem die Arbeit erleichtern, es fördern und nicht überfordern?

Wie uns das gelingen kann, werden wir ab S. 36 näher betrachten. Im nachfolgenden Kapitel sehen wir uns zuvor noch einige gängige Ernährungsempfehlungen etwas genauer an. Vorab sei empfohlen, sich der eigenen Gewohnheiten und Überzeugungen hinsichtlich einer gesunden Ernährung anhand des nachfolgenden kurzen Fragenkatalogs bewusst zu werden. So wird es uns leichter fallen, unserem Erfahrungswissen zu folgen und darauf zu vertrauen. Schreiben Sie Ihre Antworten zu den nachfolgenden Fragen kurz auf, denken Sie über die Gründe Ihres Verhaltens nach und machen Sie sich auch dazu entsprechende Notizen.

was das Nährungssystem schwächt	was das Nährungssystem stärkt
▪ unregelmäßige und unausgewogene Nahrungszufuhr, insbesondere spät abends viel und morgens nichts zu essen ▪ Bewegungsmangel ▪ Stress, Angespanntheit ▪ bestimmte Krankheiten ▪ bestimmte Medikamente ▪ Nahrungsergänzungsmittel ▪ emotionale Belastungen, insbesondere Sorgen ▪ feuchtes Wohnumfeld ▪ ungewohnt feuchtes Klima	▪ regelmäßige und ausgewogene Nahrungszufuhr ▪ regelmäßige körperliche Aktivität ▪ Maßnahmen, die uns Entspannung bringen ▪ emotionale Ausgeglichenheit und fürsorgliches Verhalten

INFO

- Was genau verstehen Sie unter einer gesunden Ernährung?
- Worauf legen Sie in Ihrer Ernährung Wert, was ist Ihnen wichtig und was vermeiden Sie?
- Achten Sie bei der Auswahl von Lebensmitteln und Speisen auf den Kaloriengehalt und den Fettgehalt?
- Essen Sie viel Obst und Gemüse?
- Bemühen Sie sich, einen Teil des Gemüses als Rohkost zu essen?
- Essen Sie gerne und viel Salat?
- Nutzen Sie regelmäßig Tiefkühlkostprodukte wie Gemüse, Fertiggerichte, Pizza oder Ähnliches?
- Essen Sie morgens ein Müsli oder einen Frischkornbrei?
- Essen Sie regelmäßig Milchprodukte oder Käse?
- Haben Sie viel Durst oder müssen sie sich eher zwingen, ein paar Gläser Wasser pro Tag zu trinken?
- Trinken Sie regelmäßig Fruchtsäfte oder Gemüsesäfte?
- Nehmen Sie Nahrungsergänzungsmittel ein?

Wie gut funktioniert Ihr Nährungssystem?

Ab dem mittleren Lebensalter ist das Nährungssystem häufig überfordert. Folgende aufgeführte Symptome weisen auf ein geschwächtes/starkes/überfordertes Nährungssystem hin.

Anzeichen eines geschwächten Nährungssystems	Anzeichen eines starken Nährungssystems	mögliche Anzeichen eines akut überforderten Nährungssystems
■ Müdigkeit und Konzentrationsmangel	■ guter Appetit	■ Völlegefühl nach dem Essen
■ Heißhunger auf Süßes	■ gute Verdauung	■ Müdigkeit nach dem Essen
■ Blähungen	■ Kraft, Ausdauer und Stabilität	■ Schweregefühl
■ Völlegefühl	■ gute Konzentration und analytische Denkfähigkeit	■ Blähungen
■ Übelkeit	■ sorgsames und fürsorgliches Verhalten	■ breiiger Stuhlgang
■ Appetitlosigkeit		■ Appetitlosigkeit am Morgen, nach spätem Essen
■ breiiger Stuhlgang, Durchfall oder auch Verstopfung		
■ Bindegewebsschwäche		
■ Übergewicht		
■ Fettablagerungen im Hüftbereich und an den Oberschenkeln		
■ Empfindlichkeit gegen feuchtes Wetter/Klima		
■ Schweregefühl in Armen und Beinen		
■ kalte Hände, bei lang andauernder Schwäche auch kalte Füße, Knie, Hüfte und Po		
■ Niedergeschlagenheit		

33

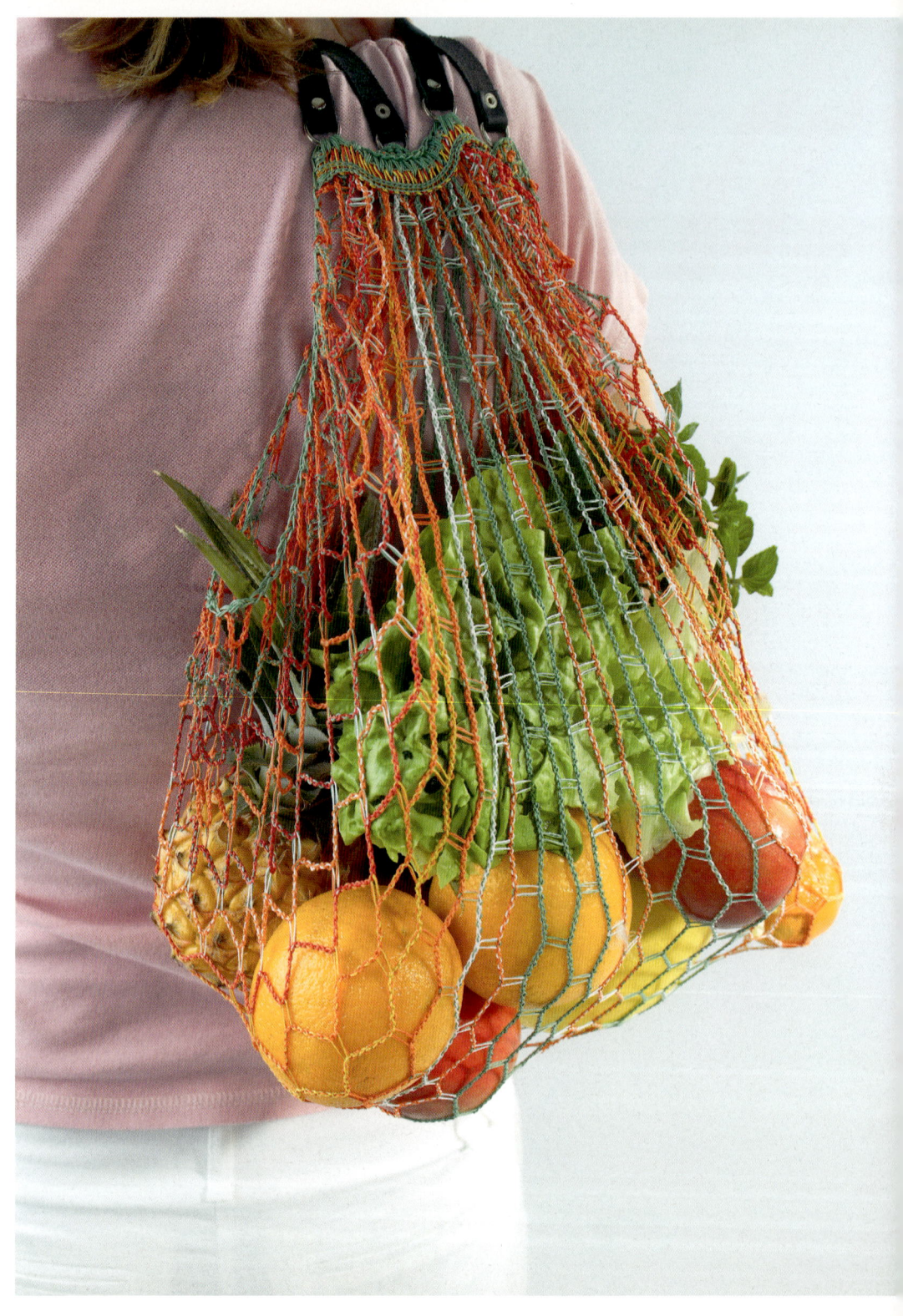

Welche Ernährung passt zu mir?

Frauen, die schlank und gesund bleiben möchten, ernähren sich häufig von fettarmen Milchprodukten, viel Obst und rohem Gemüse. Warum das nicht für jede Frau und nicht in jeder Zubereitungsform gut verträglich ist, erfahren Sie in diesem Kapitel.

Traditionelles Ernährungswissen trifft moderne Ratschläge

Die Empfehlung, vorwiegend gekochte Lebensmittel zu essen, widerspricht zwar dem, was an Aufklärungsbotschaften noch in den Köpfen der meisten Verbraucher ist, aber der aktuelle Stand der wissenschaftlichen Forschung spricht dieser Empfehlung nicht unbedingt entgegen.

Ein Teil der hitzeempfindlichen Vitamine – nicht alle Vitamine sind hitzeempfindlich – wird durch die Erwärmung von Lebensmitteln zerstört. Das ist durch wissen-

schaftliche Studien belegt. Für die Versorgung des Menschen mit Vitaminen ist jedoch nicht entscheidend, was nach dem Kochen noch an Vitaminen in den Lebensmitteln vorhanden ist, sondern wie viel davon über den Darm des Menschen aufgenommen wird. Letztendlich also, wie viel Vitamine uns tatsächlich zur Verfügung stehen. Zur näheren Erläuterung dieses Sachverhaltes sei nachfolgend exemplarisch das Ergebnis einer wissenschaftlichen Studie aufgeführt.

Vitamine und kochen – Feind oder Freund?

» Lycopin, das zu den sekundären Pflanzenstoffen gehört, ist ein Carotinoid (ein Provitamin, das in Vitamin A umgewandelt wird), das insbesondere in Tomaten vorkommt und zu dessen roter Farbe beiträgt. Aufgrund seiner antioxidativen Wirkung werden ihm gesundheitsförderliche Eigenschaften zugeschrieben. In der betreffenden Studie wurden Tomaten zu Tomatensauce verkocht. Je länger die Tomaten gekocht wurden, desto weniger des hitzeempfindlichen Vitamin C war in den Tomaten bzw. in der Sauce enthalten. Die Absorptionsrate von Lycopin – der Mengenanteil, der über den Darm aufgenommen wird – erhöhte sich jedoch mit der

Kochdauer der Tomaten. Das heißt, je länger die Tomaten gekocht wurden, umso mehr Lycopin wurde aus der verspeisten Tomatensauce über den Darm aufgenommen. Vitamin C hat zwar ebenfalls eine antioxidative Wirkung, diese ist jedoch schwächer als die von Lycopin.

Diese Ergebnisse widersprechen der Empfehlung, Rohkost aufgrund deren höheren Gehalts an Vitaminen gekochten Lebensmitteln vorzuziehen. Diese und ähnliche Studien machen deutlich, wie zeitlich begrenzt wissenschaftliche Erkenntnisse sind. Sie legen eben nur den Wissensstand dar, der aus der aktuell verfügbaren Methodik hervorgeht. Aus diesem Grunde kann die Empfehlung, Rohkost gekochten Lebensmitteln vorzuziehen, gerade auch aufgrund des aktuellen wissenschaftlichen Erkenntnisstandes nicht uneingeschränkt gelten.

Darüber hinaus gibt es noch keine Untersuchungen dazu, wie sich beispielsweise die Wirksamkeit der verbleibenden Vitamine aus erhitzten Lebensmitteln im Vergleich zu der Wirksamkeit von Vitaminen aus unerhitzten Lebensmitteln verhält. Bislang wurde nur betrachtet, wie viele Vitamine nach der Erhitzung in verschiedenen Gemüsesorten bleiben und in neueren Studien, wie viele Vitamine aus Spinat, Karotten und Co. davon dann tatsächlich über den Darm aufgenommen werden.

Lebensmittel als Ganzes betrachten

Da wir Lebensmittel als Ganzes essen und normalerweise nicht nur einzelne Nährstoffe davon, wird in der TCM die Wirkung des Lebensmittels auch als Ganzes betrachtet. Aus dem ganzheitlichen Ansatz der TCM heraus macht es daher keinen Sinn, die Wirkung einzelner Nährstoffe, wie die von Vitaminen, zu untersuchen. Mit zunehmendem Alter und der damit einhergehenden nachlassenden Funktionsfähigkeit des Nährungssystems, kann durch das Kochen der Lebensmittel eine effektivere Umwandlung der Nahrung bewirkt werden. Damit ist letztlich, aus westlicher Betrachtungsweise gesprochen, auch die Wirksamkeit der aufgenommenen Vitamine effektiver.

Wer Tiefkühlkost isst, ist tiefgekühlt

›› Tiefkühlkost wird aus ernährungswissenschaftlicher Sicht deshalb empfohlen, da ihr Vitamingehalt höher ist als der von frischem Gemüse, das beispielsweise bereits seit mehreren Tagen nach der Ernte im Regal des Supermarktes liegt. Aus der Sicht der TCM sind tiefgekühlte Lebensmittel thermisch kälter als Frischwaren, auch wenn diese erhitzt werden. Daher wird für Tiefkühlkost mehr Verdauungsfeuer benötigt, um diese in Energiedampf umzuwandeln. Dies gilt insbesondere für Lebensmittel, die unmittelbar in gefrorenem oder eisgekühltem Zustand konsumiert werden. Dies ist bei Speiseeis und

eisgekühlten und mit Eiswürfeln versehenen Getränken der Fall.

Die Kälte von eisgekühlten Getränken und Eiscreme gelangt mit deren Verzehr direkt in den Magen. Das bewirkt zwar für einen kurzen Zeitraum das Empfinden der gewünschten Abkühlung bei heißem Wetter, es belastet aber unser Nährungssystem und fördert so die Bildung von Feuchtigkeit. Nicht umsonst wird in heißen Ländern traditionell beispielsweise warmer Pfefferminztee gegen die Hitze getrunken. Pfefferminztee öffnet die Poren der Haut und leitet so die Hitze über die Haut aus dem Körper nach außen, statt dem Körper von außen Kälte zuzuführen.

Besser als frisches Gemüse?

Trotz der Empfehlungen, auf Tiefkühlkost zurückzugreifen, kann auch aus wissenschaftlicher Sicht, auf der Grundlage der derzeitigen Datenlage noch nicht hinreichend beurteilt werden, ob der Nutzen von Tiefkühlkost hinsichtlich der tatsächlichen Wirksamkeit von Vitaminen besser ist als der von frischem Gemüse. Es wurde beispielsweise noch nicht umfassend untersucht, wie die langfristige physiologische Wirkung von Nährstoffen und Mikronährstoffen, z.B. Vitaminen, aus tiefgekühlten Produkten im Vergleich zu frischen Produkten auf den Organismus ist. Die umfangreiche Tiefkühlung von Lebensmitteln ist dazu noch ein relativ junges Phänomen. Vor ca. 50 Jahren, also erst seit zwei Generationen, besaßen nur wenige Haushalte einen Tiefkühlschrank. Wie sich eine Ernährungsweise mit einem reichlichen Anteil an tiefgekühlten Lebensmitteln und Getränken auf unsere Gesundheit auswirkt, ist derzeit noch gar nicht abzuschätzen. Dies wird jedoch aus wissenschaftlicher Perspektive scheinbar nicht als erachtenswert beurteilt, da es kein nennenswerter Gegenstand wissenschaftlicher Untersuchungen ist.

Der Pro-Kopf-Verbrauch an Tiefkühlkost: (ohne Speiseeis) in Deutschland hat sich innerhalb von nur 3 Jahrzehnten fast verdreifacht und ist von 13 kg (1977) auf 38,1 kg (2007) gestiegen. Die Zunahme des Konsums an Tiefkühlkost beinhaltet zudem durch den hohen Energieverbrauch bei der Tiefkühlung ein wachsendes ökologisches Problem.

Fruchtsaft ist ja so gesund ...

» Ähnlich wie bei der Tiefkühlkost, kann man sich – laut Werbung – bequem und schnell durch Fruchtsaft mit Vitaminen versorgen. Obst und Gemüse in Form von Säften müssen zudem nicht einmal gekocht und auch nicht gekaut werden. Trinken geht schneller als Essen! Wenn wir uns vorstellen, dass ein 200 ml-Glas Apfelsaft ca. drei Äpfel enthält, können wir jedoch verstehen, was wir unserem Nährungssystem mit dem Konsum eines Glases Apfelsaft zumuten. Vermutlich können sich nur wenige von uns vorstellen, drei Äpfel auf einmal zu essen. Ein Glas Apfelsaft wird dagegen recht häufig, jedoch nur scheinbar ohne Probleme getrunken.

Mit einer Überforderung des Nährungssystems steigt auch die Gefahr der Bildung von Feuchtigkeit, mit all den bereits beschriebenen Nebenwirkungen, die damit verbunden sind. Der Konsum von Fruchtsäften in Deutschland ist zwischen 1960 und 2005 von ca. sechs Litern pro Kopf/Jahr auf ca. 40 Liter pro Kopf/Jahr angestiegen. Die Deutschen sind im weltweiten Vergleich die Weltmeister im Fruchtsaftkonsum. Der Verbrauch von Fruchtsaft, insbesondere der aus exotischen Früchten, war noch in den 60er-Jahren eher die Ausnahme als die Regel. Aus Sicht der TCM ist dieser hohe Fruchtsaftkonsum, insbesondere bei Kindern, als ein Faktor für die dramatische Zunahme an Übergewicht (Feuchtigkeit) zu sehen.

Osteoporose-Prävention ist auch ohne Milch möglich

» Die Osteoporose, die auch als Knochenschwund bezeichnet wird, ist eine Erkrankung des Skelettsystems, bei der Substanz und Strukturen des Knochens stark vermindert werden. Durch diese Verringerung verschlechtert sich die Gewebsstruktur des Knochens, und er verliert an Stabilität und Elastizität. In der Folge werden die Knochen anfälliger für Brüche.

Aus der Perspektive der TCM handelt es sich bei einer Osteoporose um eine Substanzmangelerkrankung. Betrachten wir uns dazu das Kerzenmodell, dann liegt im Falle einer Osteoporose ein Mangel an Kerzenwachs vor. Zur Vorbeugung einer Osteoporose ist somit auf eine Ernährungs- und Lebensweise zu achten, mit der ausreichend Kerzenwachs aufgebaut wird. Das ist auch ohne Milch und Milchprodukte möglich, wie ab S. 50 und 82 umfassend erläutert wird. Milch und Milchprodukte guter Qualität liefern zwar potenziell Substanz (Kerzenwachs), da sie zur Umwandlung in Substanz jedoch viel Verdauungsfeuer benötigen, sind sie nicht für jeden geeignet. Eine Laktoseintoleranz, eine Milchzuckerunverträglichkeit, ist beispielsweise ein Befund, der aus westlicher medizinischer Perspektive aufzeigt, dass das Nährungssystem mit der Transformation von Milch und Milchprodukten überfordert ist.

Nicht für jeden ist Milch gut

Menschen mit einem eher schwachen Nährungssystem, sei es aufgrund der Veranlagung oder altersbedingt, gehören zu der Gruppe, für die Milch und Milchprodukte weniger geeignet sind. Dabei ist Käse in der Regel besser verträglich als Milch und Milchprodukte. Milchprodukte sind wiederum besser verträglich als Milch. Liegen bereits deutliche Anzeichen von Feuchtigkeit, wie Übergewicht, Wassereinlagerungen, häufige Verdauungsbeschwerden, häufige Erkältungskrankheiten mit Schleimansammlung, Zysten, Myomen und Tumoren vor, ist ein weitestgehender Verzicht auf Milch und Milchprodukte ratsam. In unserem Kulturkreis haben viele Menschen, darunter mittlerweile auch viele Kinder, ein eher schwaches Nährungssystem.

Vor ca. 30 Jahren war der Konsum von Milchmischerzeugnissen wie Kefir, Joghurt, Sauermilch und Milchmischgetränken sowie Käse deutlich geringer als heute. Dieser immense Anstieg des Verzehrs ist vermutlich einerseits auf die massiven Werbekampagnen und die Ernährungsempfehlungen zur Vorbeugung von Erkrankungen, wie beispielsweise der Osteoporose, zurückzuführen. Andererseits ist der Verzehr von Milchprodukten, ähnlich wie der von Getränken und rohem Obst bequem, da er weitestgehend keine Zubereitung erfordert.

Nur Kalzium alleine reicht nicht

Inwiefern ein solch hoher Konsum für die Gesundheit insgesamt und das Körpergewicht der Verbraucher zuträglich ist, ist aus der Perspektive der TCM jedoch zu bezweifeln. Zudem sind die aus konventioneller Milch hergestellten Produkte häufig mit Hormonen und verschiedenen Zusatzstoffen belastet. Insbesondere die Milchprodukte, die auf die Zielgruppe der Kinder und Jugendlichen zugeschnitten sind, enthalten zudem oftmals einen hohen

Anteil an Zucker. Darüber hinaus ist Kalzium, das insbesondere in Milch und Milchprodukten vorhanden ist, nicht der einzige Nährstoff, der im Knochenstoffwechsel von Bedeutung ist. Magnesium, Phosphor, Zink, Kupfer, Mangan, Vitamin A, Vitamin C, Vitamin K, Vitamin D und hochwertiges Eiweiß sind ebenfalls für den Aufbau und den Erhalt von Knochenmasse und Knochenstruktur bedeutsam.

Somit ist auch aus ernährungswissenschaftlicher Sicht das Thema Osteoporose und Ernährung nicht auf eine ausreichende Zufuhr an Kalzium zu reduzieren. Das ist jedoch in der Ernährungsberatung und Ernährungsaufklärung oftmals der Fall. So viel Milch, Milchprodukte und Käse essen wir pro Jahr pro Kopf:

- 2006: 30,5 Kilo Kefir, Joghurt, Sauermilch, Milchmischgetränke, davon ca. 17 Kilo Joghurt
- 1980: rund 14 Kilo Milchmischerzeugnisse (Kefir, Joghurt, Sauermilch, Milchmischgetränke), davon etwa 6 Kilo Joghurt

Trinken – viel hilft nicht unbedingt viel

Die Einhaltung der Empfehlung, 1,5 Liter Flüssigkeit pro Tag zu trinken, macht so manchem mangels Durstgefühl zu schaffen. Dabei ist ein geringes Durstgefühl nichts, was generell erst mit zunehmendem Alter auftritt. Häufig hatten diejenigen, die jenseits der 40 ein geringes Durstgefühl haben, dieses auch schon in jüngeren Jahren. Die Symptomatik verstärkt sich jedoch oftmals mit zunehmendem Alter. Menschen mit geringem Durstgefühl wird häufig einfach angeraten, sie sollten sich das Trinken antrainieren. Damit ist den Betroffenen jedoch nicht geholfen, da es das ursächliche Problem nicht löst, sondern es eher noch verstärkt.

Durch das Nachlassen der Funktionsfähigkeit des Nährungssystems mit zunehmendem Alter fällt vermehrt Feuchtigkeit an, sofern die Ernährungsweise nicht auf die veränderten Gegebenheiten abgestimmt wird. Diese vermehrte Ansammlung von Feuchtigkeit kann zu einem verminderten Durstgefühl führen. Eine hohe Flüssigkeitszufuhr würde die vorliegende Symptomatik, wie gesagt, aber eher noch verschlimmern. Das ist in etwa so, als würden wir in einem feuchten Raum, in dem wir uns sowieso schon unwohl fühlen, zusätzlich noch Wasserdampf durch einen Zimmerbefeuchter zuführen.

Ein geringes Bedürfnis zu trinken, kann daher, auch in jüngeren Jahren, ein Hinweis auf eine vermehrte Ansammlung von Feuchtigkeit sein. Unabhängig vom Alter ist es in einem solchen Fall empfehlenswert, die Ernährungsweise entsprechend den Ernährungsleitlinien umzustellen. Dadurch wird mehr Klares gebildet und weniger Trübes fällt an. Somit stellt sich auch wieder das natürliche Durstgefühl ein, das eine bessere Richtgröße für die individuell benötigte Flüssigkeitsmenge ist, als starre Vorgaben wie die herkömmliche 1,5-Liter-Regel.

Regelmäßige körperliche Aktivität ist hier eine wirksame Ergänzung zu einer angemessenen Ernährungsweise. Körperliche Bewegung wirkt quasi, um das obere Bild wieder aufzugreifen, wie ein bewegender, trocknender Wind, der die Feuchtigkeit im Raum durch ein geöffnetes Fenster nach außen trägt.

Mit Socken ins Bett

Schlankheitsbewusste Frauen haben das vermeintliche Glück, dass sich die klassischen Empfehlungen für eine gesunde Ernährung mit denen zur Gewichtsreduktion weitestgehend decken. Glück in dem Sinne, keinem inneren Widerspruch ausgesetzt zu sein.

Fettarm, kalorienarm und gleichzeitig vitaminreich und mineralstoffreich lautet für die Figur- und Gesundheitsbewussten die Ernährungsbotschaft. Dementsprechend ernähren sich die besonders Bewussten vor allem von fettarmen und kalorienarmen Milchprodukten, die den Vorteil haben, gleichzeitig auch noch vitamin- und mineralstoffreich zu sein. Zudem sollen sie auch der zuvor erwähnten Osteoporose vorbeugen. Weiterhin bevorzugen sie frisches, insbesondere rohes Obst, Gemüse und Salat, die ebenfalls fettarm, kalorienarm sowie vitamin- und mineralstoffreich sind.

All diese Lebensmittel – fettarme Milchprodukte, rohes Obst, vor allem Südfrüchte, rohes Gemüse und Salat sowie kalorienarme Getränke, vornehmlich Mineralwasser – wirken jedoch überwiegend thermisch kalt bis erfrischend.

Besser Wärmendes essen

Besteht die Nahrung vornehmlich aus diesen kühlenden Lebensmitteln, dann wird unser Nährungssystem dauerhaft stark beansprucht. Wir müssen das Feuer unter dem Kochtopf ordentlich einheizen, bis alle kühlenden Lebensmittel im Kochtopf gut verkocht und in Energiedampf umgewandelt sind. Haben wir von unserer Grundveranlagung her ein großes Feuer unter dem Kochtopf, wird uns das weniger belasten. Gehören wir jedoch zu den Frauen, die schon immer dazu neigten, schnell an Gewicht zuzunehmen und leicht zu frieren und unter kalten Händen und kalten Füßen zu leiden, sieht das etwas anders aus.

Eine Ernährungsweise, die vorwiegend aus kühlenden Lebensmitteln besteht, schwächt bei diesen Frauen das Nährungssystem. Mittelfristig führt das zu noch stärkerem Kälteempfinden und Energielosigkeit und nicht zuletzt wird es immer schwieriger werden, das Körpergewicht im Normalbereich zu halten. Die Socken, die wir im Bett zum Schlafen anziehen, helfen zwar bedingt gegen kalte Füße. Gegen Energielosigkeit und Gewichtsprobleme können sie jedoch nichts ausrichten.

Die Wechseljahre lösen das Problem keineswegs

Mit den Wechseljahren, so scheint es, hat sich das Thema mit den kalten Händen und den kalten Füßen für die davon betroffenen Frauen erledigt. Auch wenn nun die Hände und Füße wundersamerweise warm sind – wie viele Frauen in der Praxis berichten –, so ist das Grundproblem der vorhandenen Kälte nicht beseitigt. Liegt in den Wechseljahren ein Substanzmangel (wenig Kerzenwachs) vor, wird die Kerzenflamme unverhältnismäßig groß, und so entsteht vermehrt Hitze. Diese zeigt sich beispielsweise in Hitzewallungen und wärmeren Händen und Füßen. Es handelt sich hierbei jedoch um eine leere Hitze, da die Hitze aufgrund eines Mangels an Substanz und nicht aufgrund wahrer, ausreichend vorhandener Wärme entsteht.

Die Empfehlung, viel Obst, Gemüse, Salat und ausreichend fettarme Milch und Milchprodukte zu essen sowie genügend Mineralwasser zu trinken, mag aus ernährungswissenschaftlicher Sicht stimmig sein. Betrachten wir jedoch die Auswirkungen dieser Empfehlungen aus der Sicht der TCM, und jede Einzelne kann das letztlich auch bei sich selbst überprüfen, dann ist diese Empfehlung für eine nicht zu unterschätzende Anzahl von Frauen und ganz besonders für solche ab dem mittleren Lebensalter unangemessen.

Für diese Frauen würde sich eine Ernährungsweise nach den Ernährungsleitlinien, auch bereits vor dem mittleren Lebensalter eignen. Ein gesteigertes Wohlbefinden und Vitalität würden damit einhergehen.

Wärmende Alternativen

Wer kennt nicht das Dilemma im Hinblick auf den Widerspruch zwischen der allseits bekundeten Nahrhaftigkeit des Frischkornbreis und seiner für viele doch so schweren Verdaulichkeit. Wie bei allen Lebensmitteln kann auch im Hinblick auf Frischkornbrei nicht von einer grundsätzlich guten oder schlechten Speise gesprochen werden. Ähnlich wie bereits zu den Vitaminen in diesem Kapitel erläutert, ist nicht nur das entscheidend, was an Nährstoffen im jeweiligen Lebensmittel enthalten ist. Letztlich ist entscheidend, wie gut die Nahrung umgewandelt werden kann und wie viel dann davon tatsächlich für uns zur Verfügung steht.

Viele wissen es aus eigener Erfahrung, ein Frischkornbrei benötigt viel Verdauungsfeuer, um in Energiedampf umgewandelt werden zu können. Anzeichen einer unzureichenden Nahrungsumwandlung sind Blähungen und andere Verdauungsbeschwerden, die nicht selten mit dem Verzehr von Frischkornbrei einhergehen. Körperlich besonders Aktive und diejenigen, die auch noch nach dem 40. Lebensjahr ein wohlfunktionierendes Nährungssystem haben, werden gewöhnlich keine dieser Beschwerden haben. Letztere gehören jedoch eher zur Ausnahme als zur Regel.

So werden Frauen, die schnell frieren und unter kalten Händen und kalten Füßen leiden, mit einem regelmäßigen Konsum an Frischkornbrei kaum eine Freude haben. Neben den bereits erwähnten Verdauungs-

beschwerden wird sich die Kältesymptomatik durch die kühlende Wirkung des Frischkornbreis noch verstärken.

Auch Müsli braucht viel Verdauungsfeuer

Auch ein Müsli ist nicht für jeder*frau* eine leichte Kost. Es benötigt zwar weniger Verdauungsfeuer als der Frischkornbrei, dennoch sind auch damit nicht wenige Nährungssysteme ab dem mittleren Lebensalter überfordert. Das gilt im Besonderen, wenn Sie Müsli mit Milch oder Milchprodukten essen.

Ein gekochtes Getreidefrühstück ist die wärmende Alternative zu Frischkornbrei und Müsli, insbesondere für diejenigen, die noch nie so richtige Freundinnen dieser Frühstückvariationen waren. Ein gekochter Getreidebrei benötigt weniger Verdauungsfeuer, da er ja schon vorgekocht ist. Damit kann er vom Nährungssystem leichter in klaren Energiedampf umgewandelt werden. Je nach Geschmack und Verträglichkeit wird für das gekochte Getreidefrühstück Getreide in Form von Flocken oder als ganzes Korn gekocht. Bei eher schwachem Nährungssystem sind Getreideflocken besser verträglich als Getreidekörner. Bei Neigungen zu Kälteempfinden sind Hafer, Hirse und Amaranth – Amaranth ist kein Getreide, sondern gehört zur Familie der Fuchsschwanzgewächse – in der Regel besser geeignet

Warmes Getreidefrühstück

Als Frühstück eignet sich insbesondere ein warmes Getreidegericht. Das nachfolgende (Grund)-Rezept kann in unterschiedlicher Weise variiert werden.

▶ **Zutaten für 1 Person:**

6 EL Hirseflocken oder Haferflocken
1 TL Ghee (S. 64) oder Butter
1 Pr. Zimt
400–600 ml Wasser
1 Apfel
1 Pr. Kakao
1 EL Rosinen
1 EL süße Sahne

- Die Flocken im Topf kurz in Ghee anrösten. Dann Zimt zufügen und das Wasser dazugeben. Die benötigte Wassermenge hängt von der Flockenart ab und davon, wie dünn- oder dickflüssig der Brei werden soll.
- Hirse (Hafer) gut aufkochen lassen und bei geschlossenem Deckel für ca. 20 Min. (10 Min.) köcheln lassen. Danach den gewaschenen und klein geschnittenen Apfel, Kakao und Rosinen zufügen. Nochmals kurz aufkochen und für weitere 10 Min. (5 Min.) köcheln lassen. Zum Schluss die Sahne zugeben.

Varianten und Tipps

- Statt Hirse- und Haferflocken können Sie auch Dinkelflocken verwenden. Hafer sollte hingegen nicht bei innerer Unruhe oder anderen Hitzezeichen wie beispielsweise Schlafstörungen, Nachtschweiß und Hitzewallungen gegessen werden.
- Haferflocken benötigen im Gegensatz zu Hirse und Dinkel nur eine kurze Garzeit von ca. 15 Minuten. Wie der Hirse- und Dinkelbrei wird auch Haferbrei mit längerer Kochzeit etwas süßer im Geschmack und die Konsistenz sämiger. Je nach Vorliebe hinsichtlich Konsistenz und Geschmack kann die Kochzeit und entsprechend die Wassermenge des Grundrezeptes variiert werden.
- Wer sein Frühstück etwas bissfester möchte, der kann auch ganze Hirsekörner oder ganze Haferkörner verwenden oder das Obst erst gegen Ende der Kochzeit hinzufügen.
- Bei einem Dinkelgetreidebrei empfiehlt sich für eine gute Verträglichkeit, Dinkelkörner nur anteilmäßig zu verwenden und mit Dinkelflocken zu mischen.

- Das Obst kann, je nach Saison, variiert werden, sodass statt Äpfeln beispielsweise Birnen, Erdbeeren sowie andere Beeren, Pfirsiche, Aprikosen und Pflaumen beziehungsweise Zwetschgen verwendet werden können. Ebenfalls können über Nacht eingeweichte Trockenfrüchte zugefügt werden.
- Auch bei allen weiteren, ergänzenden Zutaten wie Rosinen, Nüssen, Samen und etwaigen Süßungsmitteln (z.B. Honig, Gerstenmalz, Obstdicksaft) kann, je nach geschmacklicher Präferenz, variiert werden.
- Wer morgens noch keinen Sinn für das Kochen hat, der kann das Getreidefrühstück auch bereits abends zubereiten und dies einfach morgens nochmals erwärmen. Dabei ist zu beachten, dass dann die Flocken über Nacht weiterquellen und sich die benötigte Flüssigkeitsmenge entsprechend erhöht. Meist hat ein etwas zu dünnflüssig erscheinender Brei am nächsten Morgen genau die richtige Konsistenz, nachdem er über Nacht gequollen hat. Mit ein bisschen Erfahrung findet sich das individuell passende Maß.

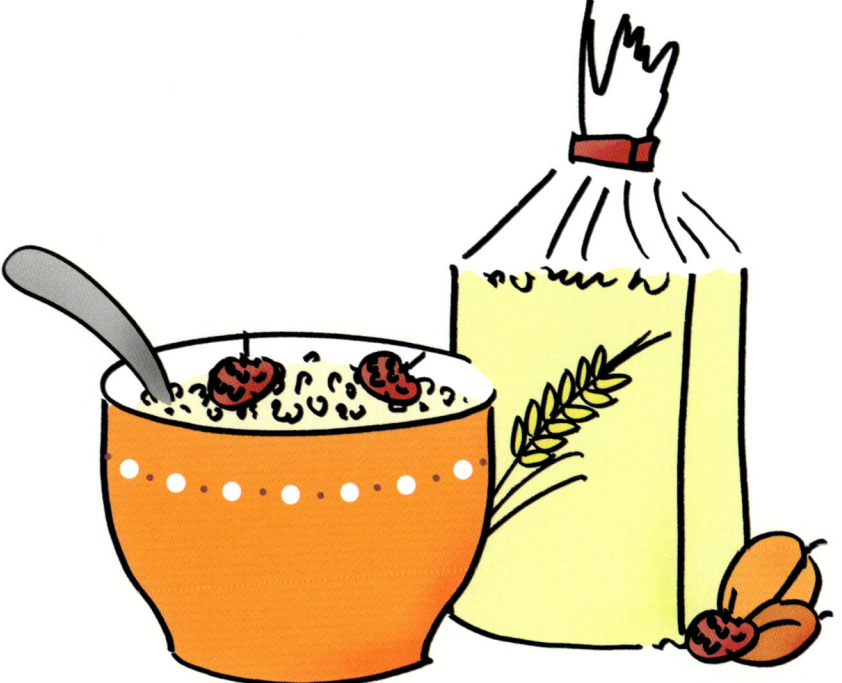

als Dinkel, Weizen, Roggen, Gerste und Reis.

Mit einheimischem Obst, das kurz mitgedünstet wird, kann der Getreidebrei (geschmacklich wie energetisch) abgerundet werden. Ebenfalls können Nüsse oder Samen, je nach Geschmack, zugefügt werden. Gewürze wie Zimt und Kardamom verbessern die Umwandlung des Getreidefrühstücks, indem sie das Feuer unter dem Kochtopf anregen. Mit etwas Sahne, Fruchtsaft oder Honig kann der warme Getreidebrei geschmacklich noch etwas versüßt werden (siehe Rezept auf S. 44).

Nahrungsergänzungsmittel – keine Ergänzung zur Nahrung

Nach der aktuellen wissenschaftlichen Datenlage ist von einer Einnahme von Nahrungsergänzungsmitteln bei gesunden Personen abzuraten. Neuere Studienergebnisse zeigen immer deutlicher, dass Nahrungsergänzungsmittel über einen längeren Zeitraum, regelmäßig eingenommen, sogar schädlich sein können und keinesfalls nützlich sind. So kommt auch die Deutsche Gesellschaft für Ernährung (DGE) zu dem Schluss, dass eine Ergänzung der Nahrung mit isolierten Nährstoffen bei einer ausgewogenen Ernährung und bei gesunden Personen nicht erforderlich ist.

Das Wissen in der Bevölkerung scheint hier jedoch dem der Fachleute hinterher zu hinken oder aber einzelne Fachleute hinken dem aktuellen Stand der Wissenschaft hinterher und empfehlen gesunden Personen die Einnahme von Nahrungsergänzungsmitteln. Es ist auch möglich, dass die Formulierung der Empfehlungen zu viel Raum für Zweifel lassen und zu wenig Vertrauen in die Nahrung vermitteln. Andernfalls wäre der Absatz an Nahrungsergänzungsmitteln und an angereicherten Lebensmitteln nicht so hoch, wie er aktuell ist.

- 30,9 % aller Frauen in Deutschland (14–80 Jahre) nehmen Nahrungsergänzungsmittel ein.

Überforderung des Nährungssystems

Die Betrachtung von Nahrungsergänzungsmitteln aus der Perspektive der TCM unterstützt die Empfehlung, die aus der aktuellen wissenschaftlichen Datenlage abzuleiten ist. Alle konzentrierten, synthetisch hergestellten Stoffe und dazu gehören Nahrungsergänzungsmittel ebenso wie Zusatzstoffe, sind nur schwer für das Nährungssystem zu verdauen, sprich, in körpereigene Substanz umzuwandeln. In der Folge entsteht bei regelmäßiger und/oder hoher Einnahme eine Überforderung des

Nährungssystems. Das kann zur Bildung von Feuchtigkeit, beispielsweise in Form von Übergewicht und Verdauungsbeschwerden bis hin zu Knoten und Tumoren führen. Dies trifft vor allem für Personen mit eher schwachem Nährungssystem zu.

Weiterhin besteht die Gefahr der zusätzlichen Bildung von Hitze, wenn die Feuchtigkeit stagniert und den freien Energiefluss stört. Auch das kann zu spürbaren Symptomen und Krankheiten führen, wie beispielsweise Entzündungsprozesse, Unruhe und Allergien

Aus wissenschaftlicher Perspektive wird dieser Zusammenhang bislang jedoch nur in Ansätzen erkannt. Aus dem Erklärungsmodell der TCM sind diese Zusammenhänge einfach und klar herzuleiten. Der wissenschaftliche Sachstand ist eben immer nur eine Momentaufnahme, dessen Aktualität von der derzeitig verfügbaren Untersuchungsmethodik abhängt. Neue Methoden und neue Untersuchungen bringen neues Wissen, welches das Alte ergänzt oder ablöst. Das führt dann zu neuen Ernährungsempfehlungen.

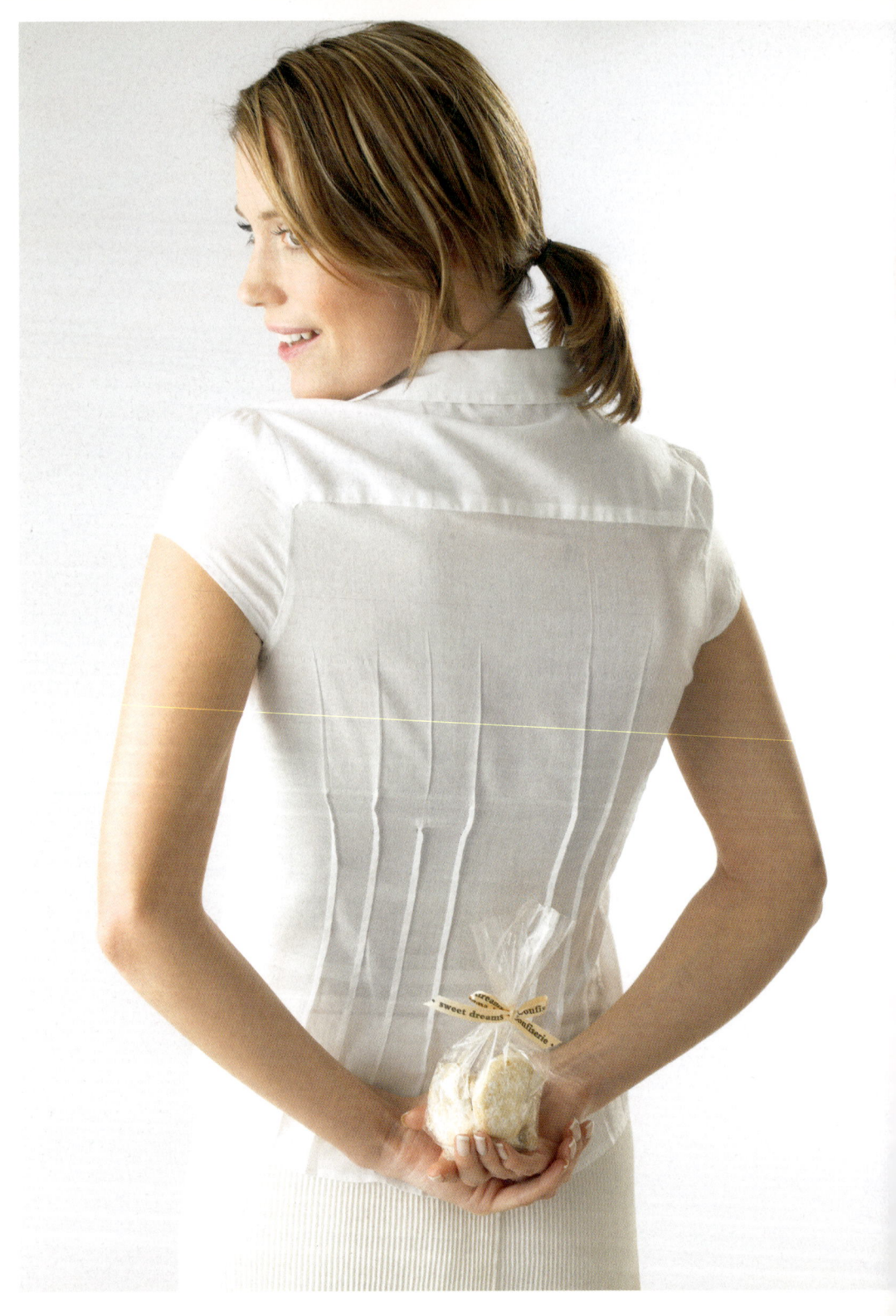

Ernährungsgewohnheiten sanft ändern

Anhand der 13 in diesem Kapitel
beschriebenen Ernährungsleitlinien,
die die Grundlage zum inneren
Ernährungswissen liefern, können Sie
nun Ihre Gewohnheiten unter die
Lupe nehmen und sanft ändern. Sie
fühlen sich danach wohl und vital.

Die 13 wichtigsten Ernährungs-leitlinien – Grundlage zum inneren Ernährungswissen

Die im nachfolgenden Abschnitt beschriebenen Ernährungsleitlinien führen uns auf dem Weg zu unserem inneren Ernährungswissen, auf dem Weg zur Mitte, wie es in der TCM heißt. Damit sind wir immer auf dem aktuellsten Wissensstand. Auf diesem Weg haben weder Kalorien noch Nährstoffe wie Fette, Kohlenhydrate, Eiweiße, Vitamine und Mineralstoffe eine Bedeutung. *Warum sollte ein Nährstoff wichtiger sein als ein anderer? Was ist mit den Nährstoffen, die mit den derzeitigen Untersuchungsmethoden noch nicht nachgewiesen werden konnten, aber in Lebensmitteln vorhanden sind?*

Einen solch neuen Weg zu gehen, kann mit Gefühlen von Unsicherheit, Skepsis und Widerstand, aber auch mit solchen von Neugierde, Offenheit und Freude verbunden sein. Welche dieser Gefühle jede einzelne Frau dabei empfindet, hängt von der eigenen Ernährungsgeschichte und den jeweiligen Lebensumständen ab, aus denen heraus wir unsere gegenwärtige, individuelle Wirklichkeit definieren.

Wie auch immer die Ernährungswirklichkeit jeder einzelnen und der damit verbundenen Gefühle aussehen mag, der nachfolgend beschriebene neue Weg ist tatsächlich ein alt bekannter. Mit jedem Schritt, den wir ihn gehen, wird er uns vertrauter vorkommen, und nach einer Weile werden wir nicht mehr das Gefühl haben, etwas Neues zu lernen, sondern uns an alt Bekanntes erinnert zu haben. Wir vertrauen darauf, uns von den Gefühlen des Wohlseins und Unwohlseins leiten zu lassen, durch die sich uns unser inneres Ernährungswissen übermittelt. Auf welche Weise dies durch die Umsetzung der Ernährungsleitlinien geschieht, wird nachfolgend in vereinfachter Form beschrieben.

Ernährung jenseits von Kalorienzählen und Light-Produkten

» Wir betrachten hierzu einen Teilaspekt des Fünf-Elemente-Modells, das Element Erde. Das Element Erde ist in Bezug auf die Ernährung das wichtigste der fünf Elemente. Es wandelt Nahrung in körpereigene Energie um. Das Erdelement ist jedoch nicht nur für die Verdauung der Nahrung zuständig, sondern auch für die Verdauung von Gedanken und Sinneseindrücken. Das Erdelement nährt uns somit einerseits mit Energie aus der Nahrung. Andererseits versorgt es uns durch die Einverleibung von Sinneseindrücken und deren inneren Umwandlung mit Gedanken und Überzeugungen.

Das Denken als eine Art intellektueller Verdauungsvorgang steht damit im gewissen Sinne in Konkurrenz zu der materiellen Verdauung der Nahrung. Das ist auch ein wichtiger Grund für die verschlechterte Verdauung von Nahrung, wenn wir uns während des Essens zu viele Gedanken machen und vor allem, wenn wir währenddessen geistig arbeiten. Geschäftsessen oder ein Brötchen oder eine Banane vor dem PC sitzend zu essen, sind gute Beispiele dafür.

Kopflastigkeit schwächt unser Nährungssystem

Ebenso schädigt es das Erdelement und damit unser Nährungssystem, wenn wir uns zu viele Gedanken und Sorgen um eine Sache oder eine Person machen. Beispielsweise, wenn wir uns zu viele Gedanken um unsere Ernährung machen und uns ständig fragen, ob wir auch ausreichend Brokkoli und nicht zu viel gesättigte Fettsäuren gegen den Krebs, gegen Herz-Kreislauf-Erkrankungen oder für die schlanke Linie gegessen haben. Diese starke Kopflastigkeit unserer Gesellschaft, gerade auch im Hinblick auf die Ernährung,

führt uns nicht nur weg von den sinnlichen und freudvollen Aspekten des Essens, sie schwächt eben auch unser Erdelement. Hierzu sei eine weitere Funktion des Erdelementes genannt.

Wie die Sorge, so ist auch die Fürsorge ein Aspekt, der zum Erdelement gehört. Fürsorge bedeutet, sich um das eigene Wohlsein und das anderer zu kümmern. Das Erdelement steht damit für die Fähigkeit, Bindung, Verbindung und Beziehung zu sich und zu anderen eingehen zu können. Soziale Bindungen nähren sowohl uns als Individuen, als auch unsere Gesellschaft. Diese Form der Nährung geht jedoch mit einer zunehmenden Schwächung des Erdelementes, unter anderem durch eine das Nährungssystem schwächende Ernährungsweise, immer mehr verloren. Die zunehmende „Versingelung" in unserer Gesellschaft und die nachlassende Verantwortung füreinander sind deutliche Anzeichen eines geschwächten Erdelementes.

Mit einem starken Erdelement hingegen sind alle genannten Aspekte gut und harmonisch ausgeprägt. Wir fühlen uns optimal mit Energie durch die Nahrung versorgt. Das geht mit einem kraftvollen und vitalen Lebensgefühl und Wohlsein einher. Wir können klar und konzentriert denken, haben eine wache und ausgeprägte Sinneswahrnehmung sowie das Gefühl, in die Welt eingebunden und gut versorgt, also genährt zu sein. Die Ernährungsleitlinien zielen vorrangig darauf ab, das Erdelement und damit all seine erwähnten Funktionen zu stärken. Somit finden wir durch das

Praktizieren der Ernährungsleitlinien automatisch auch Zugang zu unserer Mitte, zu der das Erdelement gehört. Die Gefühle von Wohlsein und Unwohlsein können wir mit diesem Zugang klar und deutlich wahrnehmen und darauf vertrauen.

Nachfolgend finden Sie die einzelnen Ernährungsleitlinien mit einigen Kochrezepten sowie Informationen zur Zubereitungsweise von Lebensmitteln und der Wirkung von Getränken. Tipps für die Umsetzung der Leitlinien finden sich im letzten Abschnitt dieses Kapitels (S. 68).

1. Kaiserin, Edelfrau, Bettelfrau – morgens, mittags, abends

» Morgens arbeitet unser Nährungssystem am besten, abends am schlechtesten. Es ist daher von Vorteil, gut zu frühstücken und abends nur wenig und möglichst das letzte Mal 3–4 Stunden vor dem Schlafengehen zu essen. Dies entspricht auch ganz der alten Volksweisheit „Morgens wie eine Kaiserin, mittags wie eine Edelfrau und abends wie eine Bettelfrau" zu essen.

Es ist somit für uns hilfreich, besonders abends darauf zu achten, Speisen zu essen, die unserem Nährungssystem die Arbeit erleichtern. Das sind vor allem gekochte Gemüse- und Getreidegerichte, insbesondere in Form von Suppen. Milchprodukte sowie rohes Obst und rohes Gemüse verträgt unser Nährungssystem hingegen abends nur schlecht. Als Anregung finden Sie auf den folgenden Seiten einige Rezepte für Suppen.

Während der Nacht und der frühen Morgenstunden brauchen unsere Verdauungsorgane Ruhe. Es ist daher gut, zu diesen Zeiten nichts zu essen. Insbesondere die Leber muss verschiedene Stoffwechselfunktionen ungestört bewältigen können. Die aktivste Zeit der Leber ist zwischen 1 und 3 Uhr nachts. Je mehr Stunden zwischen der letzten Mahlzeit und dieser Zeit liegen, umso besser können diese Stoffwechselprozesse ablaufen. Daher beeinträchtigen späte Mahlzeiten unser Wohlsein.

Jede Mahlzeit benötigt eine gewisse Zeit (ca. 3–5 Stunden), um von unserem Nährungssystem gut umgewandelt zu werden. Die Nahrungszufuhr zwischen diesen Mahlzeiten, zu Neudeutsch „Snacking" oder „Grazing", verschlechtert diese Umwandlung und begünstigt daher die Bildung von Feuchtigkeit. Das ist, als würden wir einen Bohneneintopf kochen und 1 Stunde, nachdem wir den Eintopf aufgesetzt haben, noch ein paar Bohnen und dann, nach einer weiteren Stunde, wieder ein paar Bohnen hinzufügen. Der Eintopf wird auf diese Weise nie richtig fertig gekocht und wird uns auch nicht besonders gut munden.

Feine Suppen, die guttun

Die aufgeführten Rezepte bieten ein Basisrepertoir an einfach zuzubereitenden, wohl-
schmeckenden und bekömmlichen Speisen. Die am Ende der Rezepte angegebenen Varia-
tionsmöglichkeiten erweitern diesen Fundus an Gerichten auf pfiffige Weise. Ein besonders
harmonisch wirkendes und damit gut schmeckendes Gericht erhalten Sie, wenn Sie die
Reihenfolge der Zutaten bei der Zubereitung genau beachten. Ihr Nährungssystem und Ihre
Gäste werden es Ihnen danken.

Frühlingssuppe mit Kräutern

▶ **Zutaten für 4 Personen:**

200 g	Kartoffeln
20 g	Butter oder Ghee
300 ml	Gemüsebrühe
800 g	Salatgurke
8	Schalotten
3 EL	Dill
	Garam Masala
	Salz
1 TL	Zitronensaft
150 g	saure Sahne

- Kartoffeln schälen, in Würfel schneiden und kurz in der Butter/Ghee anbraten. Mit Gemüsebrühe übergießen, zum Kochen bringen und ca. 10 Min. köcheln lassen.
- Salatgurke schälen, der Länge halbieren und mit einem Löffel die Kerne entfernen. Gurke in Würfel schneiden und in den Topf geben. Dann die Schalotten schälen und in dünne Scheiben schneiden und ebenfalls der Suppe zufü-gen. Alles nochmals kurz aufkochen und dann weitere 10–15 Min. köcheln lassen.
- Mit dem Pürierstab das Gemüse und die Kartoffeln pürieren. Die Kräuter, dann die Gewürze und nachfolgend das Salz zugeben. Den Zitronensaft hinzufügen und zum Schluss die saure Sahne einrühren.

Varianten

Salatgurke	⸺⸽	Zucchini, Spargel
Schalotten	⸺⸽	Lauch (2 Stangen)
Dill	⸺⸽	Schnittlauch
Garam Masala	⸺⸽	Ingwer, Koriander

53

Gemüsesuppe mit Hirse

▶ **Zutaten für 4 Personen:**
1000 g gemischtes Gemüse (saisonal:
z. B. Karotten oder Kürbis mit Lauch, Sellerie
oder Pastinake mit Frühlingszwiebeln)
300 g Hirse · 2 l Gemüsebrühe · 40 g Butter
oder Ghee · 2 TL getr. Majoran · Salz ·
1 TL Zitronensaft · 3 EL frische Petersilie,
gehackt

- Geputztes und gewaschenes Gemüse klein
schneiden. Die Hirse mit der Gemüsebrühe
aufkochen, das Gemüse dazugeben (Karot-
ten/Kürbis/Sellerie/Pastinake und danach
Lauch/Frühlingszwiebeln), kurz aufkochen
und dann alles ca. 30 Min. köcheln lassen.
Falls Sie Lauch/Frühlingszwiebeln verwenden, diese nur für 15 Min. mitkochen lassen.
- Die Butter bzw. Ghee dazugeben. Danach den
Majoran hinzufügen.
- Mit 1 Prise Salz und mit 1 TL Zitronensaft
abrunden. Petersilie zum Garnieren über die
Suppe streuen.

Varianten

| Hirse | ⟶ | Gerste, Amaranth oder Kartoffeln (mit Gemüse kochen) |
| Majoran | ⟶ | Basilikum |

Kürbissuppe mit Kokosmilch und Ingwer

▶ **Zutaten für 4 Personen:**
700 g Kürbis (Hokkaido) · 500 g Karotten ·
1 Zwiebel · 2 EL Butter oder Ghee ·
1 l Gemüsebrühe · 300 g Kokosmilch ·
5 cm Ingwer · $1/_2$ TL Garam Masala · Salz ·
Saft von 1 Zitrone (ausgepresst)

- Kürbis, Karotten und Zwiebel schälen und
klein schneiden. Die Zwiebeln in der Butter
glasig braten. Den Kürbis und die Karotten
zugeben und kurz andünsten. Mit der Gemüsebrühe aufgießen und etwa 20 Min. weich
kochen.
- Gemüse sehr fein pürieren, eventuell durch
ein Sieb streichen. Die Kokosmilch unterrühren, den geschälten Ingwer einreiben, mit
Garam Masala und Salz sowie Zitronensaft
abschmecken und alles nochmals kurz aufkochen lassen.

Tipp

Hokkaido kann auch ungeschält verwendet
werden. Es reicht also, die Kerne im Inneren
des Kürbis zu entfernen und die äußere Scha-
le gut zu säubern.

Rote-Bete-Suppe mit Meerrettich

▶ **Zutaten für 4 Personen:**
500 g Rote Bete · 1,5 l Gemüsebrühe ·
1 Zwiebel · 1 TL Meerrettich (aus dem Glas) ·
$1/_2$ TL weißer Pfeffer · Salz · 1 säuerlicher
Apfel · 1 Msp. Rosenpaprikapulver ·
1 Becher Crème fraîche · 1 Bund Dill

- Rote Bete schälen, in Würfel schneiden und in der Gemüsebrühe zum Kochen bringen. Dann die geschälte Zwiebel zufügen. Alles für ca. 1 Stunde köcheln lassen, bis die Rote Bete weich ist.
- Das Gemüse pürieren. Den Meerrettich zufügen. Pfeffer und das Salz zugeben. Den Apfel schälen, sehr fein reiben oder pürieren und der Suppe hinzufügen. Das Paprikapulver und die Crème fraîche in die Suppe einrühren. Jeweils 1 TL gehackten Dill in die Mitte der mit Suppe gefüllten Teller geben.

Variante

Dill ⟶ Petersilie

Kraftsuppe mit Wacholderbeeren und Ingwer

▶ **Zutaten für 4 Personen:**
1,5 l Wasser · 1 Suppenhuhn ·
2 Wacholderbeeren · 2 Karotten ·
1 Stück Sellerie (ca. $1/_4$ von ganzer Knolle) ·
1 Stange Lauch · 5 cm Ingwer · Salz

- Das Suppenhuhn in den mit Wasser gefüllten Topf geben und zum Kochen bringen. Wacholderbeeren zufügen. Die geschälten Karotten, den gewaschenen, geschälten Sellerie, und dann den geputzten Lauch zugeben. Den kleingeriebenen Ingwer zufügen und zum Schluss das Salz einstreuen. Alles nochmals aufkochen und für 2,5–3 Stunden köcheln lassen.

2. Rhythmus – tut uns gut

» Unser Verdauungssystem braucht zu einer guten Funktionstüchtigkeit eine gewisse Regelmäßigkeit. Häufige Diäten und einseitige Kost verschlechtern seine Funktion. Hier sei an den bekannten Jo-Jo-Effekt häufiger Diäten erinnert. Unser Nährungssystem ist nach solchen Diäten einfach nicht mehr gut im Training, quasi aus dem Rhythmus geraten und hat sich daran gewöhnt, weniger zu arbeiten. Das gilt insbesondere, wenn wir das Frühstück ausfallen lassen – eine beliebte, auf Dauer jedoch nicht erfolgreiche Methode vieler Frauen, ihre Nahrungszufuhr zur Gewichtskontrolle einzuschränken.

Lassen wir das Frühstück ausfallen, nutzen wir die optimale Arbeitszeit des Nährungssystems, die morgens ist, nicht aus. Das ist vergleichbar mit einer Sportlerin, die wir in der Zeit ihrer höchsten Leistungsfähigkeit nicht trainieren lassen. Die Sportlerin und eben auch unser Nährungssystem wird auf diese Weise nie Bestleistung vollbringen können. Ebenso beeinträchtigen alle Extreme wie: zu viel, zu wenig, zu fett, zu spät, zu süß, zu heiß, zu kalt die Effizienz unseres Nährungssystems. Es gilt, die goldene Mitte einzuhalten.

3. Einfachheit – schmeckt gut

» Je einfacher die Lebensmittelkombination in einer Mahlzeit ist, umso leichter ist sie auch für unser Nährungssystem umzuwandeln. Mit einer einfachen Mahlzeit ist hier nicht eine einseitige und geschmacklose Kost gemeint. Nahrungsmittel, die einen natürlich guten Geschmack haben, ergeben auch ohne viele Zutaten ein schmackhaftes Gericht. Der Geschmack ist ein wichtiger und guter Orientierungsfaktor bei der Auswahl von Nahrungsmitteln.

4. Regional und saisonal – die Natur sorgt für uns

» Wählen wir Gemüse und Obst entsprechend der Saison und der Region aus, können wir in der Regel sicher sein, dass diese ausgereift sind und von ihrer thermischen Wirkung her genau das Richtige für unser Nährungssystem sind.

Südfrüchte und unreife Früchte sowie in Treibhäusern schnell gewachsene Gemüse- und Obstsorten sind von ihrer thermischen Wirkung her eher kühlend. Das heißt, unser Nährungssystem muss viel Verdauungsfeuer aufbringen, um diese

Lebensmittel zu verkochen. Wie bereits erwähnt, ist das Nährungssystem vieler Frauen ab dem mittleren Lebensalter, insbesondere bei schwacher Grundveranlagung, mit diesen kalten Früchten und dem kalten Gemüse überfordert. Dementsprechend wird sich vermehrt Feuchtigkeit bilden, beispielsweise in Form eines vermehrten Körpergewichts. Zudem wird weniger Wärme und Energie bereitgestellt. Das zeigt sich dann anhand verstärkter Kälteempfindungen und zunehmendem Energiemangel.

5. Gekochtes – nimmt uns Arbeit ab

» Essen wir viel gekochte und damit vorverdaute Lebensmittel, erleichtern wir unserem Nährungssystem die Arbeit. Für rohe und kalte Lebensmittel muss unser Nährungssystem viel Energie aufbringen, es muss das Feuer unter dem Kochtopf mehr anheizen. Diese zusätzlich aufzuwendende Energie kann uns dann an anderer Stelle fehlen beziehungsweise die Verdauungsarbeit wird möglicherweise gar nicht in ihrem gesamten Umfang bewältigt.

Je nach Veranlagung und Jahreszeit können wir der gekochten Nahrung auch etwas Rohkost hinzufügen. Bei guter Veranlagung und in der warmen Jahreszeit mehr. Bei schwachem oder geschwächtem Nährungssystem und in der kalten Jahreszeit nur wenig. Wir können uns dabei von der individuellen Verträglichkeit als Leitkriterium führen lassen.

Eine merklich schlechte Verträglichkeit liegt beispielsweise vor, wenn wir nach dem Essen müde statt energiegeladen sind, unter häufigem Aufstoßen, Sodbrennen, Blähungen, Durchfall oder Verstopfung leiden, ein Schweregefühl im Kopf, in den Armen oder den Beinen empfinden oder unverhältnismäßig viel an Gewicht zunehmen, im Vergleich zu dem, wie viel wir essen.

6. Pflanzliches – macht es uns leicht

» Pflanzliche Lebensmittel sind für unser Nährungssystem einfacher umzuwandeln als tierische Lebensmittel. Wir tun unserem Nährungssystem und damit uns etwas Gutes, wenn wir überwiegend gekochtes Getreide, Gemüse und Hülsenfrüchte essen. Fisch und insbesondere Fleisch stehen hingegen nur als kleine Beilage und nicht jeden Tag auf dem Speiseplan unseres Nährungssystems. Ebenso gehören Milch und Milchprodukte nicht für jede Frau zur täglichen Kost (S. 65).

57

Polenta-Gemüse-Auflauf mit Schafskäse

▶ **Zutaten für 4 Personen:**
250 g Maisgrieß (grob) · 1 l Gemüsebrühe ·
2 EL Ghee oder Butter · 3 Eier · 1 EL Öl ·
$^1/_2$ Stange Lauch · Salz · 2 Tomaten ·
200 g Schafskäse · $^1/_2$ TL Rosenpaprikapulver · 1 TL Oregano · 50 g Walnüsse

- Den Maisgrieß in die kochende Gemüsebrühe
  einrühren, aufkochen und bei geschlossenem
  Deckel auf ausgeschalteter Herdplatte
  15 Min. ausquellen lassen.
- Das Ghee und die Eier untermischen und
  weitere 10 Min. quellen lassen. Lauch putzen,
  in dünne Scheiben schneiden und 10 Min. in
  Öl dünsten, dann zum Maisgrieß geben.
- Tomaten und Käse würfeln. Salz einstreuen,
  die Tomaten unterheben, den Schafskäse zugeben, Paprikapulver, Oregano und zuletzt
  die gehackten Walnüsse untermischen.
- Die Masse in eine gefettete Auflaufform geben und ca. 45 Min. auf der mittleren Schiene
  bei 200 Grad (Umluft: 160 Grad, Gas Stufe 3)
  im Ofen backen, bis die Masse fest und gold-
  gelb ist.

Varianten

Lauch	⟶	Frühlingszwiebeln, Kohlrabi
Tomate	⟶	Petersilie, Sauerampfer
Oregano	⟶	Rosmarin, Thymian
Walnüsse	⟶	Haselnüsse

Nussreis mit Zwiebeln und gebratenen Tofuwürfeln

▶ **Zutaten für 4 Personen:**
50 g Butter oder Ghee · 50 g Haselnüsse
(fein gehackt) · 2 Zwiebeln · 240 g Vollkornreis · 1 Knoblauchzehe · $^1/_2$ TL Curry ·
500 ml Wasser · Salz · 3 EL Olivenöl ·
1 Msp. Zimt · $^1/_2$ TL Curry · 400 g Tofu

- Ghee in einem Topf erhitzen, die Haselnüsse
  kurz anrösten. Zwiebel schälen, klein hacken,
  zugeben und glasig braten. Den gewaschenen Reis zufügen, die gepresste Knoblauchzehe und das Curry unterrühren. Mit dem
  Wasser aufgießen, aufkochen und ca. 30 Min.
  köcheln, bis der Reis gar ist.
- Das Öl in einer Pfanne erhitzen, den Zimt, das
  Curry und das Salz einrühren. Dann den in
  kleine Würfel geschnittenen Tofu zugeben
  und 10 Min. anbraten. Dazu passt gedünstetes Gemüse entsprechend der Saison.

Varianten

Reis	⟶	Hirse, Amaranth
Curry	⟶	Garam Masala
Haselnüsse	⟶	Walnüsse, Erdnüsse

Grünkern-Gemüsering

▶ **Zutaten für 4 Personen:**
500 ml Wasser · Salz · 240 g Grünkern ·
2 EL Petersilie · $1/_2$ TL Rosenpaprikapulver ·
2 EL Ghee oder Butter · 2 EL Öl · 1 Zwiebel ·
1000 g Gemüse entsprechend der Saison
(z. B. Karotten und Lauch oder Rote Bete
und Karotten) · 1 Msp. weißer Pfeffer ·
1 TL Majoran · 2 Tomaten

- 400 ml Wasser mit dem Salz und dem Grünkern zum Kochen bringen und ca. 30 Min. köcheln, bis der Grünkern weich ist. Petersilie, das Paprikapulver und das Ghee in den fertigen Grünkern einrühren.
- Die Zwiebel schälen und hacken. Öl erhitzen, die Zwiebeln zugeben und glasig braten. Das Gemüse putzen und klein schneiden und dazugeben. Pfeffer, Majoran und anschließend 100 ml Wasser und das Salz zugeben.
- Alles aufkochen und das Gemüse für ca. 15 Min. köcheln (Rote Bete ca. 30 Min.). Tomaten würfeln, zufügen und mit dem restlichen Gemüse nochmals 5 Min. ziehen lassen.

Varianten

Grünkern ⟶ Dinkel, Nacktgerste, Hafer

Dinkelbratlinge

▶ **Zutaten für 4 Personen:**
6 EL Olivenöl · 50 g Sesam · 1 Zwiebel ·
1 Knoblauchzehe · Salz · 300 g Dinkel ·
(mittelfein geschrotet) · 2 TL Oregano ·
$1/_2$ TL Fenchel (gemahlen) · 1 Msp. Muskatnuss · 800 ml Wasser · 2 Eier · 2 EL Petersilie

- 3 EL Öl in einem Topf erhitzen, den Sesam zufügen und kurz anrösten. Zwiebel schälen, klein hacken, zugeben und glasig braten, dann den klein gehackten Knoblauch untermischen.
- Salz, den geschroteten Dinkel und anschließend Oregano einstreuen. Fenchel und Muskatnuss zufügen, dann das kalte Wasser auf die Getreidemasse geben. Alles aufkochen und für 10 Min. köcheln. Bei ausgeschalteter Herdplatte weitere 50 Min. ausquellen lassen.
- Die verquirlten Eier mit der Petersilie mischen und unter die Getreidemasse heben. Aus dem Teig kleine Bratlinge formen und mit dem verbleibenden Öl für ca. 10 Min. in einer Pfanne braten. Dazu passt gedünstetes Gemüse oder Salat entsprechend der Saison.

Varianten

Dinkel ⟶ Grünkern
Oregano ⟶ Thymian, Rosmarin
Muskatnuss ⟶ weißer Pfeffer, Ingwer, Koriander

Gemüsequiche

▶ **Zutaten für 12 Stück:**
Für den Teig:
120 g Joghurt · 1 TL Rosenpaprikapulver ·
250 g Dinkelmehl (Type 1050) · 1 Ei ·
1 EL Olivenöl · 1 Msp. Kardamom · Salz ·
Für den Belag:
500 g Karotten · 400 g Lauch · Muskatnuss,
Koriander, weißer Pfeffer · Salz · frische
Petersilie · 200 g Feta · 1 Ei · 200 ml Milch

- Joghurt, Rosenpaprika, Dinkelmehl, Ei, Öl,
  Kardamom und Salz in eine Schüssel geben
  und so lange verkneten, bis der Teig zusam-
  menhält. Falls der Teig noch bröckelt, tröpf-
  chenweise Wasser dazugeben.
- Den Teig in eine gefettete Springform füllen
  und mit den Händen gleichmäßig auf dem
  Boden verteilen, an den Seiten einen 4–5 cm
  hohen Rand formen. Den Teigboden mehrmals mit einer Gabel einstechen.
- Karotten schälen und in Scheiben schneiden.
  Lauch putzen, waschen und in Ringe schneiden. Die Karotten in wenig Wasser ca. 10 Min.
  dünsten. Den Lauch zu den Karotten geben,
  Gewürze und Salz untermischen, weitere
  5 Min. dünsten. Die Masse gleichmäßig auf
  dem Teigboden verteilen. Petersilie mit dem
  zerbröselten Feta, dem Ei und der Milch verrühren und über der Gemüsemasse verteilen.
- Die Quiche bei 180 Grad (Umluft 160 Grad,
  Gas Stufe 2–2,5) ca. 50 Min. backen.

Varianten

Karotten ⟶ Brokkoli, Fenchel, Pastinaken
Lauch ⟶ Frühlingszwiebeln
Gewürze ⟶ Garam Masala, Ingwer, Knoblauch

Gemüsesauce mit Mandeln

▶ **Zutaten für 4 Personen:**
300 g Chicorée · 300 g Karotten · 200 ml
Gemüsebrühe · 1 EL Öl · 80 g gemahlene
Mandeln · 1 Zwiebel · 1 TL Curry (mild) ·
weißer Pfeffer · 1 TL Koriander · Salz ·
250 g Tomaten · 2 EL Crème fraîche

- Das Gemüse waschen bzw. schälen und klein
  schneiden. Chicorée und die Karotten in der
  Gemüsebrühe kurz aufkochen und dann für
  ca. 25 Min. köcheln lassen.
- Zwiebeln schälen und klein würfeln. In einer
  Pfanne das Öl erhitzen und die Zwiebeln darin
  anrösten. Anschließend die gemahlenen
  Mandeln einstreuen, die Gewürze und das
  Salz zufügen. Dann die Tomaten klein schnei-
  den, untermischen und alles für ca. 30 Min.
  mit geschlossenem Deckel schmoren, bis die
  Tomaten ganz weich sind.
- Die Masse pürieren und zu dem gekochten
  Gemüse gießen. Alles nochmals für ein paar
  Min. schmoren lassen, bis die Sauce sämig
  wird. Zum Schluss die Crème fraîche unter-
  mischen. Die Gemüsesauce kann zu Nudeln,
  Reis, Hirse, Amaranth und Polenta gegessen
  werden.

Varianten

Tomaten ⟶ roter Paprika
Chicoree ⟶ Rosenkohl
Karotten ⟶ Brokkoli, Blumenkohl
Curry ⟶ Garam Masala ($1/2$ TL)

Gemüseauflauf mit Dinkel

▶ **Zutaten für 4 Personen:**
400 g Dinkelkörner · 1 Msp. Curcuma ·
800 ml Gemüsebrühe · 400 g Lauch ·
3 EL Basilikum und Koriander (frisch) · Salz ·
1 TL Zitronensaft · 1 Becher saure Sahne ·
1 TL Rosenpaprikapulver · 2 Eier ·
100 g Ziegenkäse (Schnittkäse)

- Das Getreide in einem Topf kurz anrösten, Curcuma einstreuen und mit der Gemüsebrühe übergießen. Alles zum Kochen bringen und ca. 40 Min. köcheln lassen.
- Lauch waschen, in dünne Ringe schneiden, zugeben, alles nochmals kurz aufkochen lassen und ca. 10 Min. mitköcheln. Falls noch Kochwasser übrig ist, dieses abgießen.
- Die klein gehackten Kräuter zufügen, dann das Salz zugeben. Den Zitronensaft untermischen. Die Masse in eine feuerfeste, gefettete Backform füllen. Die saure Sahne und das Paprikapulver mit den Eiern verquirlen und über den Auflauf gießen. Den Käse klein schneiden und über den Auflauf streuen.
- Den Auflauf auf der untersten Schiene im Backofen 45 Min. bei 200 Grad (Umluft 160 Grad, Gas Stufe 2–3) backen.

Varianten

Dinkel	⟶	Grünkern, Kamut, Roggen
Lauch	⟶	Frühlingszwiebeln, Kohlrabi, Karotten, Brokkoli, Blumenkohl, Fenchel, Rote Bete
Basilikum/ Koriander	⟶	Majoran/Schnittlauch
Ziegenkäse	⟶	Emmentaler

Gemüsepilzragout mit Mandelreis

▶ **Zutaten für 4 Personen:**
1 EL Olivenöl · 50 g Mandelnblättchen ·
2 Frühlingszwiebeln · 400 g Vollkornreis ·
1 Pr. weißer Pfeffer · 300 ml Wasser · Salz ·
2 EL Butter oder Ghee · 500 g Zucchini ·
500 g Champignons · 125 ml Gemüsebrühe ·
1 Bund Schnittlauch · 1 Becher saure Sahne

- Das Olivenöl in einem Topf erhitzen, die Mandeln und eine in feine Ringe geschnittene Frühlingszwiebel zufügen und in dem Öl anbraten. Den Reis, den Pfeffer, das Wasser und das Salz zugeben. Alles aufkochen und für ca. 30 Min. köcheln, bis der Reis gar ist.
- Zucchini putzen, in dicke Stifte schneiden, Champignons in Scheiben schneiden. In einer Pfanne die Hälfte der Butter/des Ghee erhitzen und Zucchini sowie Champignons zugeben und bissfest braten, aus der Pfanne nehmen und warm stellen.
- Die Frühlingszwiebel waschen, in feine Ringe schneiden, in der restlichen Butter kurz anschwitzen. Die Gemüsebrühe dazugeben, kurz aufkochen und bei milder Hitze für 5 Min. köcheln. Die Schnittlauchröllchen und das Salz zugeben. Die saure Sahne langsam unter ständigem Rühren untermischen. Die fertige Sauce über das Gemüse gießen.

Varianten

Zucchini	⟶	Aubergine, Chinakohl, Mangold, Paprika, Karotten, Brokkoli
Reis	⟶	Hirse, Amaranth
weißer Pfeffer	⟶	Muskatnuss

Linsen-Gersten-Gemüse

▶ **Zutaten für 4 Personen:**

150 g	braune oder grüne Linsen
750 ml	Wasser
$1/2$	Apfel
500 g	Gemüse der Saison
1 TL	Rosenpaprika-pulver
150 g	Nacktgerste
2	Gewürznelken
1	Lorbeerblatt
$1/2$ TL	weißer Pfeffer
	Salz
1 TL	Essig
100 g	Ziegen- oder Schafskäse

- Linsen über Nacht in 1 l Wasser einweichen. Apfel klein schneiden, das Gemüse putzen und klein schneiden. Linsen abgießen, in einen Topf mit Wasser geben, Apfel und Rosenpaprika zufügen.
- Nacktgerste waschen und hinzugeben, alles zum Kochen bringen und für 30 Min. köcheln. Im Anschluss das Gemüse zugeben, die Gewürznelken, das Lorbeerblatt und den Pfeffer zufügen. Nochmals aufkochen und für weitere 20–30 Min. (je nach Gemüse) köcheln.
- Salz und nachfolgend Essig zufügen und alles für ca. 10 Min. ziehen lassen. Den Käse über das fertige Gericht streuen.

Varianten

Nacktgerste ⋯⋯▷ Reis, Hirse

Ziegenkäse ⋯⋯▷ Emmentaler, Schafskäse

Folgende Maßnahmen verbessern die Verträglichkeit von Hülsenfrüchten:
- Hülsenfrüchte über Nacht einweichen und das Einweichwasser wegschütten.
- Salz erst 15 Min. vor Schluss des Garvorgangs zugeben
- Entblähende Gewürze: Fenchel, Kümmel, Cumin, Rosmarin, Ingwer oder Koriander zufügen.
- Nach dem Aufkochen den Deckel für 10–20 Min. abnehmen (blähende Gase können abdampfen).
- Bei Linsen den Schaum, der am Anfang des Kochens entsteht, abschöpfen.
- Kurz vor Schluss 1 TL Essig zufügen.

Indische Mungobohnen mit Fenchel

▶ **Zutaten für 4 Personen:**

200 g halbierte Mungobohnen · 3 EL Sonnenblumenöl · $1/_2$ TL Curcuma · $1/_2$ TL Zimt · $1/_2$ TL Kreuzkümmel · 1 Zwiebel · 3 cm Ingwerwurzel · Salz · 800 ml Wasser · 600 g Fenchel · 1 EL Essig oder Zitronensaft · 1 Msp. Rosenpaprikapulver · 100 ml Sahne

- Die Bohnen über Nacht in 1 l Wasser einweichen. Das Öl in einen Topf geben und erhitzen. Curcuma, Zimt und dann Kreuzkümmel zufügen und kurz anrösten. Zwiebel fein hacken, zugeben und kurz andünsten. Den geriebenen Ingwer und dann das Salz einstreuen. Die vorgeweichten Mungobohnen zugeben, alles mit dem Wasser übergießen und aufkochen. Bei kleiner Hitze für ca. 45 Min. köcheln.
- Den Fenchel putzen und klein schneiden. Essig beziehungsweise Zitronensaft, Paprikapulver und den Fenchel zugeben. Alles nochmals kurz aufkochen und für weitere 20 Min. köcheln lassen. Zum Schluss die Sahne einrühren. Als Beilage schmecken Reis, Hirse, Amaranth oder Polenta.

Varianten

Fenchel ⤑ Kürbis, Karotten, Süßkartoffeln

Mungobohnen ⤑ Kidneybohnen

Kichererbsen-Masala

▶ **Zutaten für 4 Personen:**

400 g Kichererbsen · 1 Apfel · $1/_2$ TL Kakao · 30 g Butter oder Ghee · 1 Lorbeerblatt · 1 Zimtstange · 1 Zwiebel · $1/_2$–1 TL Garam Masala · Salz · 1 EL Zitronensaft · 1 Msp. Paprikapulver · 3 EL Kokosflocken · 6 Datteln · 150 ml Sahne

- Die Kichererbsen über Nacht in 1 l Wasser einweichen. Die Kichererbsen abgießen und in einen Topf mit so viel Wasser geben, dass sie gut damit bedeckt sind. Den Apfel klein schneiden. Apfel, den Kakao und dann die Butter/das Ghee zufügen. Die Zwiebel schälen und mit dem Lorbeerblatt und der Zimtstange zugeben.
- Alles aufkochen und ca. 45 Min. köcheln, bis die Erbsen weich sind. Garam Masala, Salz, Zitronensaft und Paprikapulver zufügen. Die Kokosflocken und die klein geschnittenen Datteln einstreuen. Für weitere 15 Min. köcheln lassen. Zum Schluss die Sahne unterrühren. Als Beilage schmecken Reis, Hirse, Amaranth oder Polenta.

Varianten

Kokosflocken ⤑ Haselnüsse

Datteln ⤑ Rosinen, getrocknete Aprikosen

Azuki-Möhren-Gemüse

▶ **Zutaten für 4 Personen:**
200 g Azukibohnen · Wasser · 2 EL Orangen-
oder Kirschsaft · 1 TL Rosenpaprikapulver ·
600 g Möhren · 2 EL Ghee · 1 Msp. Ingwerpulver · Salz · 1 TL Essig oder Zitronensaft

▬ Die Bohnen über Nacht in 1 l Wasser einweichen. Die vorgeweichten Azukibohnen in
einen Topf mit so viel Wasser geben, dass sie
gut damit bedeckt sind, alles aufkochen und
ca. 1 Stunde kochen, bis die Bohnen weich
sind.
▬ Den Orangen- beziehungsweise Kirschsaft
und anschließend das Paprikapulver zugeben. Die Möhren schälen, in feine Scheiben
schneiden, in Ghee anbraten und ca. 10 Min.
dünsten. Die Möhren zu den Azukibohnen
geben, das Ingwerpulver und dann das Salz
zufügen.
▬ Zum Schluss 1 TL Essig oder Zitronensaft
dazugeben. Alles nochmals für 5 Min. ziehen
lassen. Als Beilage schmecken Reis, Hirse,
Amaranth oder Dinkel.

Varianten

Möhren ┈┈⟩ Kürbis, Fenchel, Pastinake,
Kartoffeln, Süßkartoffeln

Grundrezept: Ghee (geklärte Butter)

Ghee kann zum Braten und Kochen verwendet werden und verleiht der Speise einen
köstlichen Geschmack. Es baut zudem
Kerzenwachs auf. Gekühlt bleibt es mehrere
Wochen lang haltbar.

▶ **Zutaten für den Vorrat:**
500 g Süßrahmbutter

▬ Die Butter in einem Topf erhitzen, bis sie kurz
aufkocht und sich Blasen bilden, die hörbar
platzen. Dann auf kleiner Flamme, ohne
Deckel, weiter köcheln lassen. Der dabei an
der Oberfläche entstehende Schaum wird
abgeschöpft und kann als Zusatz zu Speisen
verwendet werden.
▬ Nach ca. 15–20 Min. ist das Ghee klar, von
einer goldgelben Farbe und ohne Bewegung.
Dann sollte das Ghee sofort vom Herd ge-
nommen werden, da es andernfalls schnell
anbrennen kann. Sobald das Ghee etwas ab-
gekühlt ist, dieses durch ein Metallsieb oder
Baumwolltuch filtern und in einem Glasvor-
ratsbehälter auffangen und aufbewahren.

7. Getreidekorn – die ganze Energie

》 Getreide in Form des ganzen Korns genossen wirkt stärker harmonisierend und energetisierend auf uns, als vermahlenes Getreide und Getreideprodukte. Brot begünstigt beispielsweise die Bildung von Feuchtigkeit, vor allem Weizenbrot. Es ist daher von Vorteil, mit zunehmendem Alter mehr gekochte Getreidegerichte anstatt Brot zu essen. Das macht sich insbesondere auch beim Körpergewicht positiv bemerkbar.

Wer auf Brot nicht ganz verzichten möchte, dem sei fein gemahlenes Roggen-, Dinkel- oder Haferbrot empfohlen, da diese weniger Feuchtigkeit bilden als Weizenbrot. Weiterhin bereiten getoastetes Brot und abgelagertes Brot unserem Nährungssystem weniger Arbeit als frisches Brot. Für diejenigen, die bislang nur wenig Getreide in Form des ganzen Korns gegessen haben, ist es hilfreich, mit Getreidesorten wie Hirse, Mais, Reis und Haferflocken zu beginnen. Sie werden gewöhnlich auch von Neueinsteigern gut vertragen. Zu einem späteren Zeitpunkt können Sie dann auch Dinkel, Weizen, Grünkern, Gerste und Roggen in den Speiseplan mit aufnehmen.

8. Milchprodukte – weniger ist mehr

》 Milch und Milchprodukte sind, auch wenn diese potenziell gute Energielieferanten sind, für viele Frauen ab dem mittleren Lebensalter nur schwer umzuwandeln. Insbesondere für solche mit einer eher schwachen Grundveranlagung. Diese Lebensmittel tragen leicht zur Bildung von Feuchtigkeit bei. Wer auf diese Produkte trotzdem nicht verzichten möchte, dem sei empfohlen zu testen, welche Milchprodukte (noch) am ehesten vertragen werden.

Morgens und mittags ist die Verträglichkeit generell besser als abends (S. 52). Ebenso kann Käse in der Regel leichter von unserem Nährungssystem verarbeitet werden als Milch und andere Milchprodukte wie beispielsweise Joghurt und Quark. Je höher der Trockengehalt des Käses, umso verträglicher ist er gewöhnlich. Käse von Schaf und Ziege sind thermisch wärmer als Kuhmilchkäse. Wer sie geschmacklich mag, bereitet damit nicht nur sich, sondern auch seinem Nährungssystem eine Freude.

9. Kauen – gut gekaut ist halb verdaut

» Wenn wir unsere Nahrung gut kauen, erleichtert das unserem Nährungssystem die Arbeit, denn alles, was bereits von den Zähnen zerkleinert ist, benötigt weniger Verdauungsfeuer. Auch dieses Wissen findet sich in der Volksweisheit „gut gekaut ist halb verdaut".

10. Trinken – vor oder nach dem Essen

» Während des Essens nichts zu trinken, erleichtert unserem Nährungssystem die Arbeit. Die Verdauungssäfte haben so eine höhere Wirksamkeit, da sie nicht durch Getränke verdünnt werden. Vor oder nach dem Essen etwas zu trinken, ist daher die bessere Zeit dafür. Es ist gut, die Getränke nicht zu heiß und auch nicht zu kalt zu trinken. Hitze schwächt den Magen, Kälte verlangsamt dessen Aktivität.

11. Achtsamkeit – entspannt uns

» Es ist gut, uns beim Essen ganz auf die Nahrungsaufnahme zu konzentrieren und uns nicht durch Fernsehen, die Zeitung, unsere Arbeit oder andere Dinge ablenken zu lassen. In einer angenehmen Atmosphäre und einer guten Stimmung gelingt uns das besonders gut. Wir kauen dann ausgiebiger, der Sättigungseffekt ist größer, wir fühlen uns zufriedener, achten besser darauf, wann wir satt sind und können spüren, welche Lebensmittel uns guttun und welche nicht.

Im Sitzen zu essen, auch wenn es nur Kleinigkeiten sind, entspannt den Verdauungstrakt, was unserem Nährungssystem die Arbeit erleichtert. Außerdem fokussiert es unsere Aufmerksamkeit auf das Essen.

Zudem ist es sehr entspannend, wenn wir uns in unserem Tun auf eine Sache konzentrieren und nicht davon getrieben sind, alles mögliche gleichzeitig zu erledigen. Alles, was wir tun, gewinnt an Wirkkraft, wenn wir unsere ganze Aufmerksamkeit darauf lenken.

12. Liebe – geht durch den Magen

» Wenn die Zubereitung der Nahrung aus der Liebe zu uns selbst und zu anderen heraus genährt wird, dann fühlt sich auch unser Nährungssystem entsprechend wohl. Das zeigt sich in einer guten Verträglichkeit der Speise und nach dem Essen fühlen wir uns wohl und energiegeladenen. Nicht zuletzt macht es sich daran bemerkbar, dass uns das Essen gut schmeckt, denn, was mit Liebe gekocht ist, das schmeckt besonders gut. Das weiß auch der Volksmund zu berichten.

Wie mit der Zubereitung, so verhält es sich auch mit der Aufnahme der Nahrung. Eine liebevolle Essensatmosphäre lässt uns die Speise besonders gut munden, denn mit der Speise nehmen wir ebenso die Energie, die um uns herum herrscht, auf.

So wie die Liebe, geht jedoch auch der Ärger, die Hektik, der Streit und die schwer verdaulichen Informationen aus der Zeitung und dem Fernseher, die am Tisch verbreitet werden, durch den Magen. All diese unangenehmen Gefühle und eben auch die Themen und Dinge, die solche Gefühle hervorrufen, sind beim Essen fehl am Platz. Sie bereiten unserem Nährungssystem unnötig viel Arbeit und schwächen es, mit all den Nachteilen, die für uns daraus erwachsen: das Unwohlsein, der Druck im Magen, die Verdauungsbeschwerden, die Energielosigkeit, die Gewichtszunahme, um nur einige der unerwünschten Folgen zu nennen.

13. Wertschätzung – richtet unseren Blick auf die Fülle

» Die Wertschätzung und die Dankbarkeit, die wir der Nahrung entgegenbringen, kommt in gleichem Maße unserem Wohlsein zu gute. Das ist vergleichbar mit der bewussten Wertschätzung eines Menschen, dem wir für seine Nähe und Fürsorge dankbar sind. Mit der Wertschätzung und der Dankbarkeit diesem Menschen – und eben auch der Nahrung – gegenüber richten wir unsere Aufmerksamkeit auf die Fülle in unserem Leben. Mit einem auf die

Fülle gerichteten Blick fühlen wir uns wohl und gut versorgt.

Bereits ein kurzer, jedoch bewusster Moment der Dankbarkeit bei jeder Mahlzeit, stärkt unser Vertrauen, dass uns das Leben nährt. Und das führt uns weg von dem Fokus auf die Angst vor Krankheiten und Übergewicht und dem Blick auf den Mangel an Nährstoffen.

Heiß oder kalt:
Zubereitung von Lebensmitteln

Grundsätzlich fügen längere Kochzeiten, höhere Temperaturen, höherer Druck und höhere Trockenheit der Speise mehr Wärme zu als kürzere Kochzeiten beziehungsweise niedrigere Temperaturen, niedrigerer Druck und geringere Trockenheit.

Je nach Garverfahren wird damit mehr oder weniger Wärme innerhalb kurzer (z.B. Frittieren, Dampfdruck) oder eher langer Zeiträume (z.B. langes Kochen, Garen im Backofen) zugefügt. Ebenso kann dem Lebensmittel durch die Art der Verarbeitung und Zubereitung viel (z.B. Tiefkühlen) oder wenig (z.B. Marinieren) Kälte zugeführt werden. Garverfahren, die Lebensmitteln in kurzer Zeit viel Hitze zufügen, wie beim Frittieren, Dampfdruck oder Braten in der Pfanne, bewirken eine ebenso schnelle Freisetzung der Hitze aus unse-rem Kochtopf, wie sie beim Kochen zugeführt wurde. Stark gekühlte Lebensmittel, wie dies bei eisgekühlten Getränken und Speisen der Fall ist, bewirken hingegen eine starke Kühlung des Kochtopfs.

Viel Hitze und viel Kälte kann so manches Nährungssystem überfordern und schwächen, besonders wenn diese in sehr kurzer Zeit zugeführt werden. Daher sind ab dem mittleren Lebensalter und insbesondere für diejenigen mit schwacher Grundveranlagung vor allem die Garmethoden zu empfehlen, die langsam und mit gemäßigter Temperatur Wärme zuführen beziehungsweise nur leicht kühlend wirken. So beispielsweise das Kochen mit wenig Wasser, das Garen im Backofen, das Dünsten und Blanchieren sowie das Kochen mit viel Wasser wie bei Suppen und Eintöpfen.

Ausgewogene Thermik fördern

» Die Auswahl der entsprechenden Garme-thode und die Dauer der Wärmezufuhr richtet sich dabei nach der Jahreszeit:
- Im Frühjahr und im Sommer sind die Kochzeiten und Wärmezufuhren gerin-ger als in der kalten Jahreszeit, wo sich lang gekochte Suppen und Eintöpfe gut auf dem Speiseplan machen.

- Rohkost und Salate sind in der warmen Jahreszeit, in kleinen Mengen genossen und insbesondere in Kombination mit gekochten Speisen, besser verträglich, als im Herbst und im Winter.
- Kühlende Zubereitungsmethoden wie das Marinieren können dazu beitragen, thermisch warm oder heiß wirkende

Gar- und Zubereitungsweise wirken sich auf die Thermik der Speise aus

wärmende und erhitzende Gar- und Zubereitungsweisen (Sortierung in aufsteigender Reihenfolge)		erfrischende und kühlende Gar- und Zubereitungsweisen (Sortierung in aufsteigender Reihenfolge)	
▪ heiße und erwärmende Gewürze zufügen		▪ Blanchieren	⊖
▪ langes Kochen in Flüssigkeit	⊕	▪ Kochen in viel Wasser	
▪ Kochen mit Alkohol		▪ Kochen mit erfrischenden Zutaten	
▪ Backen		(Obst, Sprossen, Champignons, Algen,	
▪ Braten	⊕⊕	Fruchtsäfte)	⊖⊖
▪ heißes Anbraten		▪ Marinieren	
▪ Räuchern		▪ Keimen	
▪ Grillen, Frittieren	⊕⊕⊕	▪ Tiefkühlen	⊖⊖⊖

Lebensmittel, wie einige Fleischsorten, besser verträglich zu machen. Gezielt und sparsam eingesetzt haben auch solche kühlenden Zubereitungsformen einen nützlichen Platz in der Küche.

▪ Sehr kühlende Methoden wie das Tiefkühlen überfordern hingegen, wie bereits erwähnt, häufig das Nährungssystem. Es kann sich daher merklich positiv auf unser Wohlsein auswirken Tiefkühlkost und sehr kalte Getränke weitestgehend zu meiden.

Gewürze und Kräuter verbessern gewöhnlich die Verträglichkeit von Speisen, da sie unser Verdauungsfeuer anregen, sprich, Wärme zuführen. Zu viel scharfe Gewürze bringen jedoch übermäßig viel Hitze und das kann zur Überforderung führen und die Substanz angreifen. Daher ist würziges, aber nicht zu scharfes Essen empfehlenswert. Durch feinere Schneidetechniken, Mahlen, Pressen, Passieren, Rühren und Zusammendrücken werden den Lebensmitteln Wärme zugeführt. Ebenso bewirkt

umfassendes Kauen eine Erwärmung. Alle Verarbeitungs- und Zubereitungsweisen, die eine ausgewogene Thermik der Speisen fördern, unterstützen unser Nährungssystem und unser Wohlsein.

Ab dem mittleren Lebensalter und insbesondere für diejenigen mit schwacher Grundveranlagung eignen sich vor allem Garmethoden, die langsam und mit gemäßigter Temperatur Wärme zuführen:

▪ Kochen mit wenig Wasser (Gemüse)
▪ Garen im Backofen
▪ Dünsten und Blanchieren
▪ Kochen mit viel Wasser (Suppen/ Eintöpfen)

Wichtig: Garmethode und Dauer der Wärmezufuhr der Jahreszeit entsprechend auswählen.

Die Wirkung von Getränken

Für größere Trinkmengen ist Leitungswasser am besten geeignet. Gekochtes, auf eine angenehme Trinktemperatur abgekühltes Wasser, ist für das Nährungssystem besonders gut verträglich, da es das Verdauungsfeuer kaum beansprucht und effizient Substanz aufbaut.

Kaffee und schwarzer sowie grüner Tee sind nur in Maßen (1–2 Tassen pro Tag) genossen empfehlenswert, da sie in größeren Mengen getrunken die Substanz, das Kerzenwachs angreifen. Kaffee hat eine warme, schwarzer und grüner Tee eine kühlende (thermische) Wirkung.

Kräutertees können eine starke Kühlung bewirken, wenn ihr Anteil an bitteren Kräutern hoch ist. Ebenso wirken viele Früchtetees eher kühlend bis erfrischend. Damit wird das Feuer unter dem Kochtopf vermehrt beansprucht und so manches Nährungssystem ist mit einer regelmäßigen Zufuhr solcher Tees überfordert. So zeigt sich in der Praxis, dass viele Frauen regelmäßig 1–2 Liter kühlende Tees pro Tag, wie beispielsweise Pfefferminztee oder Kamillentee, trinken und sich wundern, dass sie kalte Hände und kalte Füße haben und häufig frieren.

Teesorten mit einem hohen Anteil an scharfen Gewürzen, wie beispielsweise viele Gewürztees, haben hingegen eine erwärmende oder erhitzende Wirkung. Zur Vermeidung einer Erkältung eingesetzt, können sie von Nutzen sein. Ein regelmäßiger Konsum dieser Tees trocknet jedoch auf Dauer die Substanz aus.

All diese Tees sind, in Maßen genossen (max. 1 Tasse pro Tag) und bei gezieltem Einsatz (Erkrankung) auch mehr, eine Bereicherung. Als Dauergetränk zugeführt können sie uns jedoch in ein Ungleichgewicht zwischen Substanz (Kerzenwachs) und Wärme (Flamme) bringen und so mehr schaden als nutzen.

Fruchtsäfte sind in verdünnter Form, mit Wasser gemischt, besser verträglich als reine Fruchtsäfte, da die konzentrierte Süße von Fruchtsäften das Nährungssystem überfordern kann. Mit 0,2 Liter Apfelsaft führen wir uns beispielsweise immerhin etwa drei Äpfel auf einmal zu. Wer fühlt sich nicht bereits bei dem Gedanken daran, drei Äpfel hintereinander zu essen, überfordert?

Mineralwässer sind ihrer thermischen Wirkung nach kühlend. Je höher der Mineralstoffgehalt ist, umso kühlender sind sie. Ab dem mittleren Lebensalter und insbesondere für solche mit schwacher Grundveranlagung ist Leitungswasser daher besser geeignet. Es ist weniger kühlend und benötigt somit weniger Verdauungsfeuer. Eine (teurere) Alternative zum Leitungswasser ist mineralstoffarmes

Mineralwasser. Alkoholische Getränke begünstigen die Bildung von Feuchtigkeit, wenn sie in größeren Mengen getrunken werden. Sofern wir alkoholische Getränke auch ohne unerwünschte Nebeneffekte genießen möchten, gelingt das am besten, wenn wir diese als Genussmittel verwenden und nicht als regelmäßig konsumiertes Getränk.

Tipp

So trinken Sie richtig

- heißes Leitungswasser: als Basisgetränk
- Kaffee, schwarzer und grüner Tee: max. 1–2 Tassen pro Tag
- Kräutertee und Früchtetee: gezielt und in Maßen einzusetzen, kein Dauergetränk
- Fruchtsaft: wenn überhaupt, dann in verdünnter Form
- Mineralwasser: kühlende Wirkung; je mehr Mineralien, umso kühlender

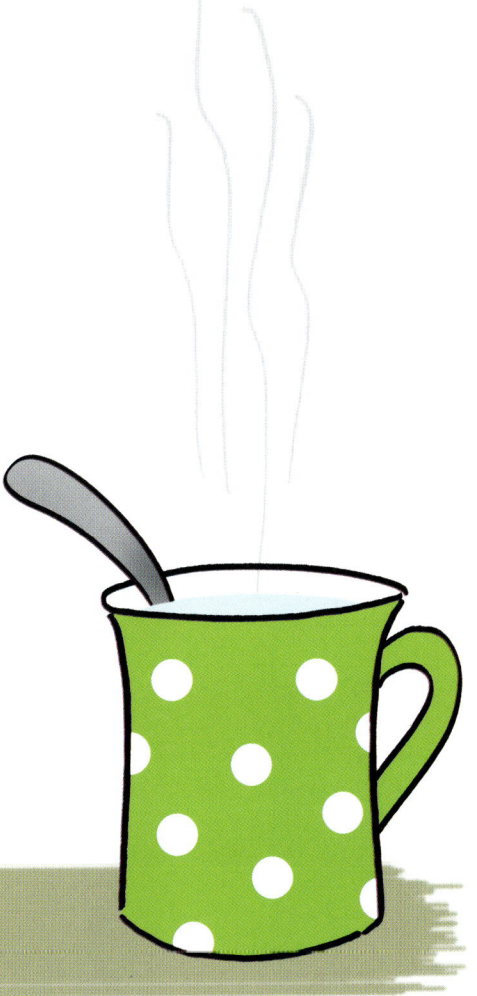

Die Umstellung probieren

Beginnen Sie am besten mit der Umsetzung der Empfehlung, die für Sie am einfachsten durchzuführen ist. Dabei ist es egal, ob Sie damit anfangen, den Salat am Abend wegzulassen, das Mineralwasser gegen heißes Leitungswasser auszutauschen oder Ihren Konsum an Milchprodukten oder Brot zu reduzieren. Beginnen Sie einfach und beobachten Sie, was sich bereits nach ein bis zwei Wochen der Umstellung in Ihrem leiblich-geistigen Befinden verändert.

Das warme Getreidefrühstück stößt in der Praxis auf besonderes Interesse und bewirkt sehr schnell merklich positive Veränderungen im Befinden. Anfängliche Skepsis schlägt bei den meisten Frauen in Begeisterung um. So zeigt es die Erfahrung!

Motivation und Sicherheit gewinnen

» Mit den positiven Veränderungen in Ihrem Befinden, die sich durch die Umsetzung der jeweiligen Empfehlungen einstellen, werden Sie ausreichend Motivation und Sicherheit erlangen, um dann – Schritt für Schritt und ganz nach Ihrem Tempo – auch die weiteren Empfehlungen umzusetzen. Und sollte Ihnen eine Ernährungsleitlinie so gar nicht entgegenkommen, dann lassen Sie sie vorerst einfach weg. Bleiben Sie jedoch offen dafür, es zu einem späteren Zeitpunkt doch noch damit zu versuchen. Ernährungsleitlinien, die zu Beginn schwierig und nur mit einem unwohlen Gefühl umsetzbar erscheinen, können in einer anderen Phase der Umstellung durchaus recht leicht von der Hand gehen. Nicht selten erweisen die unliebsamen Empfehlungen den größten Dienst. Falls Sie bislang morgens eher wie eine Bettel-frau und abends wie eine Kaiserin gegessen haben, dann beginnen Sie einfach damit, die betreffende Ernährungsleitlinie (Leitlinie 1) vorerst nur abends umzusetzen. Essen Sie abends von der Menge her sukzessive weniger, als Sie es gewohnt sind.

Das warme Getreidefrühstück können Sie vorerst am späten Vormittag, quasi als vorgezogenes Mittagessen zu sich nehmen. Falls erforderlich, können Sie dazu diese Mahlzeit auch zur Arbeit mitnehmen. Idealerweise wird das Getreidegericht nochmals aufgewärmt oder in einem Thermogefäß von zu Hause aus warm mitgenommen. Es schmeckt jedoch auch im ungewärmten Zustand gut.

Zeit nehmen und entspannt bleiben

Für diese Umstellungen sollten Sie sich so viel Zeit nehmen, wie Sie ganz persönlich dafür benötigen. Bereits innerhalb weniger Wochen wird sich Ihr Hungergefühl umstellen und Sie werden automatisch morgens und zu einer früheren Uhrzeit mehr, dahingegen abends weniger essen als zuvor.

Durch eine Ernährungsweise, die Ihr Nährungssystem stärkt, wird dieses wieder in seinen natürlichen Rhythmus geführt. Ihr Hungergefühl ist dann genau zu den Zeiten am stärksten, zu denen Ihr Nährungssystem gut arbeitet, nämlich morgens und mittags.

Die Veränderungen, die sich zu Beginn der Umsetzung der Empfehlungen und im weiteren Verlauf einstellen, können individuell recht verschieden sein. Das hängt einerseits von der bisherigen Ernährungsweise und der Grundveranlagung ab. Andererseits wird es auch davon beeinflusst, mit welchen Ernährungsleitlinien begonnen wird. Als Orientierung sind hier Beispiele aus der Praxis für mögliche Veränderungen im Befinden aufgeführt.

- angenehm warmes Gefühl im Bauch
- Blähungen werden weniger oder bleiben ganz aus
- Völlegefühl und Müdigkeit nach dem Essen treten nicht mehr auf
- Bedürfnis nach Kaffee, schwarzem/ grünem Tee und Süßigkeiten lässt nach
- Heißhunger taucht nicht mehr auf
- Gewichtsabnahme
- besserer/erholsamerer Schlaf
- mehr Vitalität und Kraft
- Schwellungen (unter den Augen oder an den Händen oder Füßen) bleiben aus
- das Bindegewebe fühlt sich fester an
- Menstruationsbeschwerden verschwinden
- Haut und Haare sind geschmeidig und nicht mehr trocken
- gute Konzentrationsfähigkeit, klare Gedanken
- weniger Gedankenkreisen und sich Sorgen machen
- Gefühl innerer Leichtigkeit
- Gefühle von Stabilität, Geerdetsein und Vertrauen
- Gefühle innerer Ruhe und Ausgeglichenheit

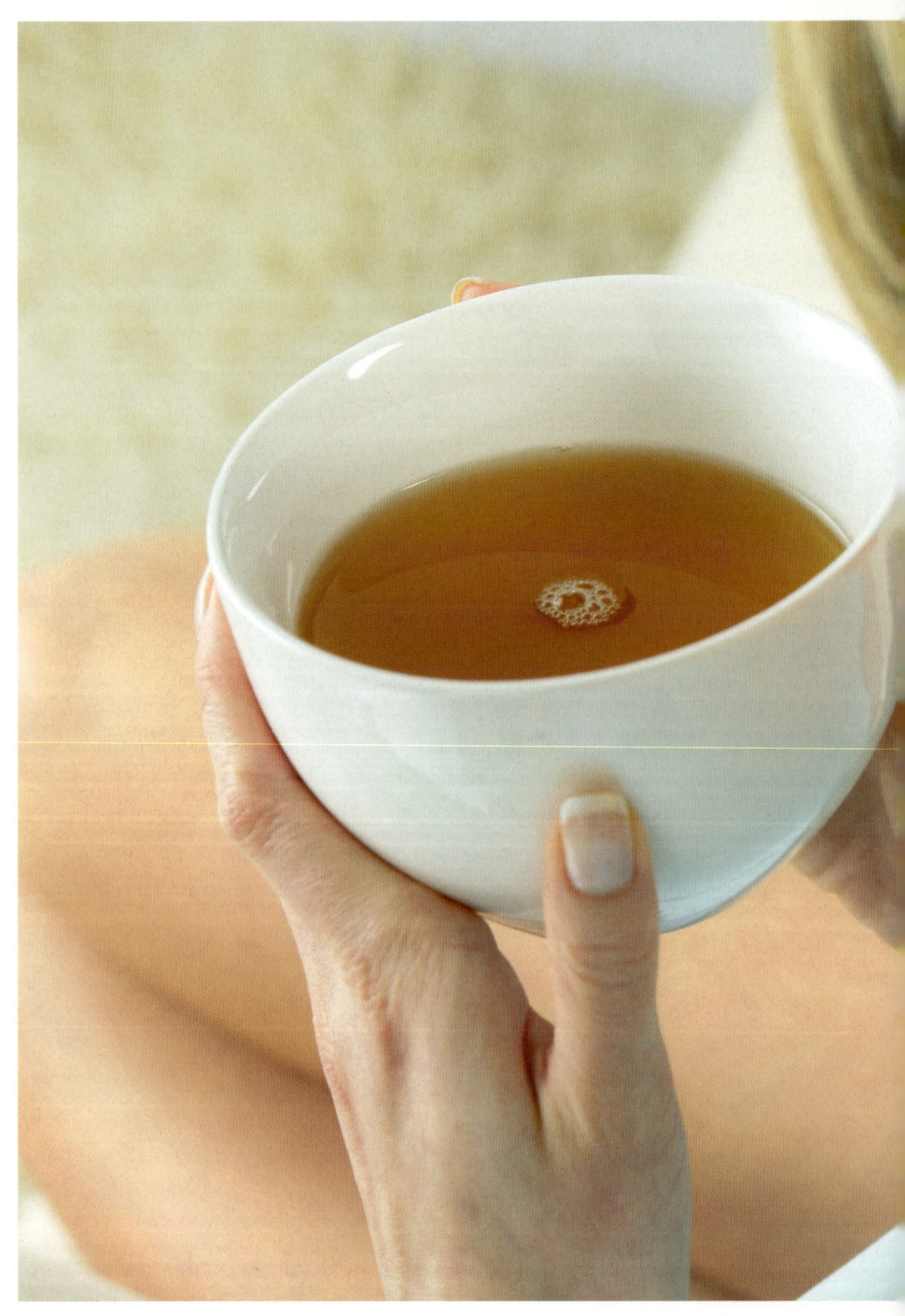

Menopause –
die Weisheit des Körpers

In der westlichen medizinischen
Praxis werden die Wechseljahre zwar
mittlerweile seltener als eine mit
Hormonen zu behandelnde Krankheit
betrachtet, dennoch ist der neue Blick
auf diese Lebensphase weit davon
entfernt, sie als etwas Positives
erscheinen zu lassen.

Die Menopause verlangsamt den Alterungsprozess

Nach der Lehre der TCM gehört Blut und so auch das Menstruationsblut zum Aspekt der Substanz. Mit der nachlassenden Funktion des Nährungssystems ab dem mittleren Lebensalter wird weniger Substanz (Kerzenwachs) und somit Blut über die Nahrung bereitgestellt. In der Folge wird mehr von der vorgeburtlichen Substanz für die Menses verbraucht als in jüngeren Jahren. Dies trifft im besonderen Maße zu, wenn die Ernährungsweise nicht auf die nachlassende Funktion des Nährungssystems abgestimmt wird.

Mit fortschreitendem Alter wird immer weniger Menstruationsblut über die Nahrung bereitgestellt, bis die Menses dann vollkommen ausbleibt. Die Menopause ist eingetreten. Obwohl die Menopause ein deutliches Zeichen des Alterungsprozesses ist, verlangsamt diese den Alterungsprozess, da mit dem Ausbleiben der Menses der Verbrauch von Blut und damit von Substanz verringert wird. Die Menopause ist somit aus der Sicht der TCM ein vitaler homeostatischer Vorgang, der der Weisheit des Körpers um diesen notwendigen Prozess entspringt.

Aus westlicher medizinischer Sicht wird der Alterungsprozess in den Wechseljahren häufig mit dem Rückgang der Östrogene in Verbindung gebracht. Hier wird jedoch die Wirkung mit der Ursache verwechselt. Das Eintreten der Wechseljahre und die verminderte Produktion an weiblichen Geschlechtshormonen sind beides nichts anderes als Zeichen des Alters. Der Rückgang der Hormone ist also eine Auswirkung des Alterungsprozesses und nicht dessen Ursache.

Anzeichen eines gestörten Energieflusses

Der monatliche Aufbau der Gebärmutterschleimhaut und somit die Menses dient einerseits der Bereitstellung von Substanz für ein potenziell in der Gebärmutter entstehendes und damit zu versorgendes Leben. Andererseits ist die monatliche Blutung auch ein wichtiger Vorgang der Reinigung und der Lösung etwaig vorhandener Störungen im Energiefluss. Frauen, die unter Menstruationsbeschwerden (Prämenstruelles Syndrom, PMS) leiden, sind oftmals diejenigen, die in den Wechseljahren ebenfalls Beschwerden haben. Ein PMS ist aus der Perspektive der TCM ein Anzeichen eines gestörten Energieflusses. Ursachen solcher Störungen im Energiefluss können beispielsweise klimatischer (Kälte, die in die Gebärmutter eingedrungen ist), ernährungsbedingter, emotionaler und traumatischer Natur sein.

Sogenannte Wechseljahrsbeschwerden sind daher häufig eine Fortführung und Folge einer bereits vor der Menopause bestehenden energetischen Störung. Es handelt sich daher nicht um Beschwerden, die nur für die Wechseljahre typisch wären.

Hitzewallungen, Schlafstörungen, Gereiztheit, Dünnhäutigkeit usw. treten auch in anderen Lebensphasen auf.

Wird ein energetisches Ungleichgewicht auf Dauer nicht gelöst, manifestiert es sich in Krankheiten. Herz-Kreislauf-Erkrankungen, die bei Frauen nach der Menopause vermehrt auftreten, sind ein Beispiel dafür. Die Ernährung bietet, neben anderen Maßnahmen, eine effektive Möglichkeit, ein gestörtes energetisches Gleichgewicht wieder herzustellen – vor, in und nach den Wechseljahren.

Ursachen für Beschwerden

Bei gesunden Frauen verlaufen die Wechseljahre ohne Beschwerden. Liegt jedoch ein Substanzmangel vor, treten Beschwerden wie Hitzewallungen, Schlafstörungen, Gereiztheit, Nachtschweiß, Herzstolpern und innere Unruhe auf. Solche Beschwerden sind nach der Diagnostik der TCM Symptome vermehrt auftretender Hitze. Diese Hitze ist Ausdruck eines Ungleichgewichts zwischen Substanz gebender (Kerzenwachs) und Aktivität (Flamme) schaffender Größe. Die Flamme und damit die Hitze ist im Vergleich zum Kerzenwachs übermäßig groß.

Schlaf, Ruhe und Nahrung

Diese Dysbalance entsteht, wenn viel Kerzenwachs (Substanz) verbraucht, aber nicht wieder in ausreichendem Maße über den nächtlichen Schlaf, ausreichend Ruhe und genügend Freiraum sowie die Nahrung zugeführt wird.

Eine unzureichende Zufuhr von Substanz über die Nahrung ist entweder durch eine mengenmäßig zu geringe Nahrungszufuhr bedingt, oder aber das Nährungssystem ist mit der praktizierten Ernährungsweise überfordert. Liegt eine Überforderung und Schwächung des Erdelementes vor, wird vermehrt Trübes statt Energie und Substanz aus der Nahrung gebildet. Das führt zu Substanzmangel, Energielosigkeit und vermehrter Bildung von Feuchtigkeit. Letzteres zeigt sich beispielsweise in Form einer Gewichtszunahme, die häufig in den Wechseljahren beklagt wird. Wie bereits erwähnt, ist im Hinblick auf die Überforderung des Nährungssystems einerseits wichtig, was wir essen. Andererseits ist unsere innere Haltung zur Nahrung und insbesondere zur eigenen Nährung bedeutsam. Essen wir aus einer liebevollen und freudvollen Haltung heraus und mit Achtsamkeit, dann stärkt das unser Erdelement und damit seine nährende Funktion. Zeitdruck, Unachtsamkeit und eine sorgenvolle und angespannte Haltung beim Essen schwächen hingegen das Erdelement.

Emotionaler Stau fördert Ungleichgewicht

Neben der Ernährung können vor allem emotionale Faktoren für das Ungleichgewicht zwischen Substanz und Aktivität verantwortlich sein. Belastende Emotionen, vor allem Wut und Ärger, die nicht ausgelebt, nicht gelöst werden, stauen sich an und können so den Energiefluss stören und zu einer Stagnation der Energie führen. Der Körper ist jedoch bestrebt, ein energetisches Gleichgewicht und damit ein harmonisches Verhältnis zwischen Kerzenwachs und Flamme herzustellen. Er versucht daher, die vorhandene Energiestagnation zu lösen. Dies verbraucht jedoch unverhältnismäßig viel Substanz. Hält ein solcher emotionaler Stau über lange Zeit an, wird zunehmend mehr Substanz verbraucht und es kommt zu dem beschriebenen Ungleichgewicht zwischen Kerzenwachs und Flamme und den entsprechenden Hitzesymptomen.

Wissenschaftliche Studien weisen ebenfalls auf den Einfluss von emotionalen Faktoren beim Auftreten sogenannter Wechseljahrsbeschwerden hin. So sind Frauen, die mit ihrer Partnerschaft und ihrer beruflichen Situation zufrieden sind, seltener von Beschwerden betroffen als solche, die darüber klagen.

Ebenso können soziale und auch soziokulturelle Faktoren ein Auftreten von Beschwerden in den Wechseljahren mitbedingen. Dabei ist es wichtig, wie wir die sozialen und kulturellen Verhältnisse erleben. Es ist weniger bedeutsam, wie sie tatsächlich sind. Jede soziale Form, die ein Gefühl von Eingebundensein, Zugehörigkeit, Versorgtsein und Fürsorge vermittelt – ob in Partnerschaft, familiärem, beruflichem oder gesellschaftlichem Kontext –, nährt das Erdelement und fördert damit die Bereitstellung von Substanz.

Mit Veränderungen schöpferisch umgehen

Die Phase der Wechseljahre kann jedoch mit Veränderungen verbunden sein, die genau diese Gefühle von Eingebundensein – in die Partnerschaft, die Familie, den Beruf und die Gesellschaft – unsicher erscheinen lassen. Der Auszug der Kinder, der (unsichere) Wiedereinstieg in den Beruf, der mit zunehmendem Alter gefürchtete Attraktivitätsverlust und nicht zuletzt die negative Rolle älter werdender Frauen in unserer westlichen Gesellschaft sind beispielhafte Gründe für solche Verunsicherungen.

Diese Veränderungen können das Erdelement und damit seine nährende Funktion beeinflussen. Sie können es schwächen oder stärken, je nachdem, wie wir diese Veränderungen individuell erleben. So können wir sie sorgenvoll betrachten oder als Chance und Aufbruch für einen Neubeginn sehen. Somit kann das Erleben unseres Sozialgefüges an unserer Substanz zehren oder sie nähren.

Altes loszulassen und sich für Neues zu öffnen, sind daher wichtige Prozesse, die in dieser Lebensphase zu bewältigen sind. Damit geht es in den Wechseljahren insbesondere auch darum, sich genügend Raum für diese Prozesse und die Verwirklichung eigener Wünsche und Ziele zu nehmen. Das erfordert, klare Grenzen setzen zu können. Das fällt jedoch den Frauen schwer, die viele Jahre, gar Jahrzehnte ihre eigenen Bedürfnisse hinter die der Familie gestellt haben.

Solange wir aber in dem Glauben verharren, fremdbestimmt zu sein und keine Grenzen setzen zu können, wird unsere Lebensenergie nicht frei fließen. Das geht nicht nur mit Beschwerden, scheinbarer Energielosigkeit und unwohlen Gefühlen wie Wut, Ärger und Trauer einher. Wir berauben uns auch der mit jeder Veränderung einhergehenden Wandlung und den neuen Möglichkeiten, die damit verbunden sind.

Ernährungsempfehlungen bei Hitzewallungen, Schlafstörungen und Co.

Die Wechseljahre sind eine Zeit des Übergangs in eine neue Lebensphase. Das zeigt sich an körperlichen und auch möglichen psychoemotionalen und soziokulturellen Veränderungen. Das Erdelement wird in Zeiten des Übergangs stark beansprucht. Daher ist es in den Wechseljahren wichtig, das Erdelement zu stärken, unabhängig davon, ob Beschwerden auftreten oder nicht.

Darüber hinaus lässt die Funktion des Nährungssystems, wie bereits besprochen, zwischen dem 35. und 40. Lebensjahr nach (S. 30). Daher sollte dieses spätestens in den Wechseljahren besonders gestärkt und nicht noch zusätzlich geschwächt werden.

Optimale Umwandlung der Nahrung anstreben

Sofern keine Beschwerden in den Wechseljahren vorliegen, ist es ausreichend, sich gezielt auf die Umsetzung der Ernährungsleitlinien zu konzentrieren. Mit der Umsetzung dieser Empfehlungen wird im Besonderen das Erdelement gestärkt und somit alle Funktionen, die es erfüllt. So wird auch eine der wesentlichen Aufgaben des Erdelementes, die Bereitstellung von Substanz und Energie aus der Nahrung, gewährleistet.

Mit einer optimalen Umwandlung der Nahrung wird darüber hinaus nicht nur ausreichend Substanz, Kerzenwachs bereitgestellt. Es wird ebenso vermieden, dass große Mengen an Trübem anfallen, sodass eine vermehrte Bildung von Feuchtigkeit ausbleibt. Somit kommt es weder zu einer

unverhältnismäßigen Zunahme des Körpergewichts, noch werden sich andere Formen von Feuchtigkeit zeigen, wie beispielsweise Schweregefühle in den Armen und Beinen, Müdigkeit, Antriebslosigkeit und ein Gefühl von Niedergeschlagenheit. Ebenfalls bleibt bei einem starken Erdelement eine verschlechterte Konzentrationsfähigkeit, die mit der Bildung von Feuchtigkeit einhergehen kann, aus. Zudem wird durch eine gute Versorgung mit Substanz die Schlafqualität gefördert. Das wird durch ein angemessenes Auffüllen des Kerzenwachses erreicht. Kerzenwachs und Flamme kommen so wieder in ein harmonisches Verhältnis. Damit werden auch andere Hitzezeichen wie Hitzewallungen, Nachtschweiß und innere Unruhe vermieden.

Gezielt Substanz aufbauen

Liegen bereits Beschwerden wie Hitzewallungen und Schlafstörungen vor, ist es empfehlenswert, zusätzlich zu der Umsetzung der Ernährungsleitlinien gezielt Substanz aufzubauen. Das gelingt durch die vermehrte Zufuhr von Lebensmitteln, die den Aufbau von Substanz besonders fördern:

- Hühnerbrühe (lang gekocht), Sojabohnen und deren Produkte wie Tofu, Tempeh, Sojasprossen, Sojamilch (sofern diese gut vertragen werden und keine Verdauungsbeschwerden verursachen)
- Hülsenfrüchte, im Besonderen schwarze Bohnen, Mungobohnen, Azukibohnen, Kidneybohnen, Stangenbohnen
- Sesam(öl), Leinsamen(öl), Schwarzkümmel(öl), Ghee (S. 64), Rote Bete, Knollensellerie
- Weizentee, insbesondere bei Einschlafstörungen und Dünnhäutigkeit, Weizenkeime, Hirse, Gerste, Wasser, Budwigcreme (nach Dr. Johanna Budwig)

Die Auswahl aus diesen Lebensmitteln sollte sich, wie bei allen Empfehlungen, nach der individuellen Verträglichkeit und dem Gefühl von Wohlsein ausrichten. Es gibt bei allen vorliegenden Empfehlungen weder Verbote noch zwanghaft zu befolgende Regeln. Das eigene Gefühl von Wohlsein sollte immer das Leitkriterium bei der Lebensmittelauswahl sein. Alles andere, auch die hier vermittelten Informationen, sind als Orientierungshilfen zu betrachten, die sich in der Praxis mit betroffenen Frauen bewährt haben.

Tipp

Weizentee:
2 EL Weizenkörner in 0,3 l Wasser zum Kochen bringen und dann bei geringer Hitze 20 Min. köcheln lassen. Den Sud abends trinken. Die Weizenkörner können zusammen mit anderen Speisen (Getreidefrühstück, Suppen, Gemüse etc.) verzehrt werden.

Budwigcreme:
2 EL Magerquark, 1 EL Leinöl, 1 EL Leinsamen (ganz) verrühren und einmal pro Tag essen. Zur optimalen Verträglichkeit Quarkölsamenspeise gut kauen, bis alle Samen zerkaut sind.

Bei Hitzezeichen besser meiden

Bei vorhandenen Hitzezeichen ist es weiterhin ratsam, Lebensmittel und Zubereitungsweisen zu meiden, die zusätzliche Hitze zuführen würden, sprich, die Kerzenflamme weiter vergrößern. Lebensmittel, die das Kerzenwachs vermindern, sind ebenfalls zu meiden, da sie das Verhältnis von Kerzenwachs zu Flamme im vorliegenden Fall weiter ungünstig beeinflussen. Bei Hitzezeichen sollten somit die folgenden

Lebensmittel (weitestgehend) gemieden werden:

- Alkohol, insbesondere hochprozentige Alkoholika und Rotwein
- Kaffee, schwarzer Tee, grüner Tee
- scharf gewürzte und stark gesalzene Speisen und Lebensmittel
- Zubereitungsweisen wie Frittieren, scharfes/heißes Anbraten, Grillen
- Tabakkonsum
- Lebensmittel und Fertigprodukte mit Zusatzstoffen (Farbstoffe, Aromastoffe, Konservierungsstoffe)

Bei Anzeichen von Feuchtigkeit besser meiden

Liegen bereits Symptome vermehrt gebildeter Feuchtigkeit vor (wie Übergewicht, Schweregefühl, Müdigkeit, Antriebslosigkeit, Schwellungen etc.), ist es hilfreich, die Lebensmittel weitestgehend zu meiden oder zumindest stark zu reduzieren, die leicht zur Bildung von Trübem beitragen. Dazu gehören:

- Milch, Milchprodukte
- Eier, Fleisch
- fette und ölige Lebensmittel und Speisen
- Brot, Süßigkeiten
- Nüsse

Langkornreis gehört zu den Lebensmitteln, die auf sanftem und effektivem Wege Feuchtigkeit ausleiten. Besonders effektiv ist gerösteter Reis (Reis ohne Fett anrösten und dann mit Wasser übergießen). Bei der Neigung zu Übergewicht oder vorhandenem Übergewicht ist es von Vorteil, diesen häufiger auf dem Speiseplan stehen zu haben. Weiterhin ist es hilfreich, alle Extreme – nicht nur im Hinblick auf das Essen – zu meiden, da sie den harmonischen Energiefluss stören.

Tees gegen Energie-Stagnationen

Bei leichten Beschwerden aufgrund von Energie-Stagnationen können folgende harmonisierend wirkende Tees maßvoll eingesetzt werden. Maßvoll heißt hier, nicht mehr als einen halben Liter pro Tag und maximal über einen Zeitraum von 3–4 Monaten.

Liegt eine massive Störung des harmonischen Energieflusses vor, können spezielle

Tipp

Himbeerblättertee:
1 EL auf ½ l kochendes Wasser.
10 Minuten ziehen lassen.

Süßholzwurzeltee:
1 TL auf ½ l Wasser. Aufkochen und für 20 Minuten auf kleiner Flamme köcheln lassen.

Lebensmittel- oder Getränkekuren zur Lösung der Stagnation eingesetzt werden. Solche Kuren sind jedoch immer nur Bestandteil einer Einzelberatung und können nicht im Rahmen einer allgemeinen Empfehlung erfolgen.

Maßnahmen zur Förderung des Energieflusses können zur Vorbeugung von Energie-Stagnationen oder zur Lösung kleinerer Störungen im Energiefluss eingesetzt werden. Darunter sind besonders die Maßnahmen förderlich, die den eigenen Atem-Rhythmus unterstützen und fördern wie beispielsweise

- Joggen, Walken,
- Yoga, Qi Gong, Tai Chi,
- Tanzen und Singen.

Entscheidendes Kriterium für die Wahl der entsprechenden Maßnahme ist das Maß an Spaß bei der Tätigkeit. Dann nehmen wir uns auch bewusst die erforderliche Zeit und den notwendigen Freiraum dafür. Das gibt letztlich auch die Gewähr für die regelmäßige Durchführung der Maßnahme, die für deren Erfolg unabdingbar ist.

Was tun bei massiven Problemen?

Bei massiven, hartnäckigen Stagnationen, die dann auch (meist) mit starken Beschwerden oder gar Erkrankungen einhergehen, ist jedoch eine gezielte einzeltherapeutische Behandlung vonnöten.

Dabei gibt es keine allgemeine Empfehlung, welche Form der Einzelbehandlung am wirksamsten ist. Das hängt ganz vom individuellen Fall ab. Für die eine Frau kann Akupunktur und die Gabe von Kräutern sinnvoll sein. Eine andere wählt für sich den klassischen Weg einer medika-

mentösen Therapie. Für wiederum eine andere Frau kann eine gesprächstherapeutische Begleitung das Mittel der Wahl sein.

Unabhängig von der individuellen Wahl des Weges bei vorliegenden starken Beschwerden sollten die Bereiche der Ernährung und der körperlichen Aktivität und Entspannung immer ein hohes Maß an Aufmerksamkeit erhalten. Nicht zuletzt, da sie uns ein wirkungsvolles Instrument an die Hand geben, mit dem wir – eigenmächtig – viel Gutes bewirken können.

Was Sie selbst tun können

Wie fühlen Sie sich und welche Ernährungsempfehlungen treffen auf Ihre Beschwerden zu?

Beschwerden	Was hilft?
leichte und mittlere Beschwerden	■ Ernährungsleitlinien beachten ■ Substanzaufbau (Hühnerbrühe, Hülsenfrüchte, Sesam(öl), Leinsamen(öl), Schwarzkümmel(öl), Rote Bete, Knollensellerie, Weizentee/-keime, Hirse, Gerste, Wasser) ■ bestimmte Lebensmittel weitestgehend meiden (Alkohol, Kaffee, schwarzer und grüner Tee, scharf gewürzte/gesalzene Lebensmittel und Speisen, Tabakkonsum, Zusatzstoffe) ■ Extreme meiden (zu viel, zu spät) ■ Energiefluss fördern (Yoga, Tanzen, Walken...)
Symptome von Feuchtigkeit (wie Übergewicht, Schweregefühl, Müdigkeit, Antriebslosigkeit, Schwellungen etc.)	■ Ernährungsleitlinien beachten ■ bestimmte Lebensmittel weitestgehend meiden (Milch, Milchprodukte, Brot und Backwaren, Fettes, Fruchtsäfte) ■ häufiger Reis essen
starke Beschwerden und Erkrankungen	■ Ernährungsleitlinien beachten ■ gezielte einzeltherapeutische Maßnahmen
keine Beschwerden	■ Ernährungsleitlinien beachten

Übergewicht und Krankheit vermeiden

Nach der Lehre der TCM können „über eine gesunde Mitte 1000 Krankheiten geheilt werden" und ein starkes Erdelement beugt vielen Erkrankungen vor. Somit ist eine zentrale Empfehlung zur Prävention von Krankheiten die Stärkung des Erdelements. Die Ernährungsleitlinien umfassen die bedeutendsten Ernährungsempfehlungen für eine starke Mitte und somit die zentralen Ernährungsempfehlungen zur Vorbeugung von Krankheiten.

Ergänzend dazu soll im Folgenden auf die Prävention von Herz-Kreislauf-Erkrankungen und Krebs eingegangen werden. Einerseits, da diese beiden Erkrankungen die höchste Sterberate bei Frauen haben und ihr Vorkommen mit dem mittleren Lebensalter deutlich ansteigt. Andererseits, um näher auf die emotionalen Faktoren, die bei der Entstehung dieser Erkrankungen mit von Bedeutung sind, einzugehen. Häufig zeigen sich diese emotionalen Faktoren auch in der Ernährungsweise.

Übergewicht

Übergewicht ist einer der wichtigsten Risikofaktoren im Hinblick auf viele Erkrankungen. Nach der Betrachtungsweise der TCM stellt Übergewicht eine Ansammlung von Feuchtigkeit dar. Die Abzugshaube im Erdelement ist für die Umwandlung des Energiedampfes zuständig. Daher liegt bei ihr die Wurzel für die Entstehung von Feuchtigkeit und damit von Übergewicht.

Der Grund für die Entwicklung von Übergewicht liegt in einem überforderten und in Folge geschwächten Erdelement. Eine Überforderung tritt beispielsweise dann ein, wenn zu viel gegessen wird. Frauen brauchen ab der Menopause (absolut

gesehen) weniger Nahrung, da mit dem Wegfall der Menses weniger Substanz bereitgestellt werden muss. Eine Überforderung kann ebenfalls eintreten, wenn überwiegend Lebensmittel gegessen werden, die viel Verdauungsfeuer benötigen und zur Bildung von Feuchtigkeit neigen. Dazu gehören:

- Milch, Milchprodukte
- Salat, rohes Gemüse, rohes Obst, v.a. Südfrüchte
- Fleisch, Eier, Brot und Backwaren, insbesondere aus Weizen
- Zucker, Süßigkeiten, Fruchtsäfte, süße Getränke
- sehr fettreiche Lebensmittel

So viel Obst und Gemüse essen wir (in kg) pro Kopf pro Jahr

	1900	2005/2006
Obst	43,4	77,5
Südfrüchte	1,9	44,3
Gemüse/Salat	61,5	95,1

Vor allem schlankheitsbewusste Frauen ernähren sich vorwiegend von fettarmen Milchprodukten, Salat, Rohkost und Südfrüchten. Eine solche Kost führt mittelfristig bei vielen Frauen zu einer Schwächung des Erdelementes. Der hohe Verzehr an thermisch kalt wirkenden Lebensmitteln, die zudem vorwiegend in gekühlter beziehungsweise roher Form verzehrt werden, beansprucht das Verdauungsfeuer übermäßig. Dadurch wird es sukzessive schwächer, die Flamme (der Kerze) kleiner. Mit zunehmendem Alter wird es dann immer schwieriger, das Körpergewicht zu halten, da die Funktion des Nährungssystems altersbedingt nachlässt. Dies macht sich besonders bei einem geschwächten Erdelement bemerkbar.

Frauen essen überwiegend Feuchtigkeitsbildendes

Betrachten wir uns den Lebensmittelkonsum von Frauen generell, dann sind auch hier die Hauptenergielieferanten Lebensmittel, bei denen es leicht zur Bildung von Feuchtigkeit kommen kann: Milchprodukte, Brot und Süßigkeiten. Die Hauptquellen für Energie von Frauen (14–80 Jahre) in Deutschland sind:

- Brot: 14,7 %
- Milch/-erzeugnisse, Käse: 12,6 %
- Süßigkeiten: 8,9 %

Die Beliebtheit dieser Lebensmittel und ebenso die von Südfrüchten, Salat und rohem Gemüse sowie Fruchtsäften rührt dabei sicher nicht nur aus den Aspekten von Gesundheit und Schlankheit her. Sie ist auch ein Ausdruck des in unserer Gesellschaft herrschenden Lebensstils. Alle genannten Lebensmittel können ohne große zeitliche Vorbereitung, in ungekochtem Zustand, unterwegs und mal schnell zwischendurch verspeist werden.

Die daraus resultierende Art und Weise der Nahrungsaufnahme kann ebenfalls zu einer Überforderung des Nährungssystems führen. So erschweren hastiges Essen, ungenügendes Kauen, mangelnde Konzentration auf das Essen (nebenbei) und eine unangenehme, belastende Stimmung und Atmosphäre beim Essen unserem Nährungssystem die Arbeit.

Viele Berufstätige praktizieren eine solche Ernährungsweise. Die Nahrungsaufnahme findet häufig während des Arbeitens oder unterwegs, im Stehen oder im Gehen, statt.

Auch die soziale Bindungsfähigkeit wird geschwächt

Nicht nur das Nährungssystem, als Teil des Erdelementes, wird durch eine solche Nahrungsaufnahme geschwächt. Auch die soziale Bindungsfähigkeit, als bedeutende nährende Kraft des Erdelementes, leidet unter einer Ernährungsweise, bei der ein gemeinsames Essen in entspannter Atmosphäre immer seltener wird.

Die weit verbreitete Zunahme von Übergewicht in unserer westlichen Gesellschaft wie auch die zunehmend unsicher und unstabil werdenden Einbindungen und Verhältnisse, ob in Partnerschaft, Familie, Beruf oder sonstigen Lebensbezügen, sind Ausdruck eines geschwächten Erdelementes. Ein Phänomen, das sich nicht erst mit Beginn des mittleren Lebensalters zeigt.

Auswahl und Zubereitungsart anpassen

Zentral ist hierbei, eine Überforderung des Nährungssystems zu vermeiden und das Erdelement zu stärken. Dies wird insbesondere durch eine Ernährungsweise erreicht, die an den Ernährungsleitlinien orientiert ist. Damit wird das Erdelement auf kurzem oder langem Wege gestärkt. Die Länge des Weges hängt davon ab, wie geschwächt das Erdelement ist und wie sehr die Empfehlungen beherzigt werden.

Bei bereits vorliegendem Übergewicht ist es hilfreich, rohe, kalt wirkende und (eis)gekühlte Lebensmittel und solche, die zur Bildung von Feuchtigkeit neigen, weitestgehend ganz zu meiden. Der Fokus liegt damit auf einer einfachen und maßvollen Kost, die vorwiegend aus gekochten Getreide- und Gemüsegerichten besteht. Bei der Auswahl des Gemüses ist hier besonders darauf zu achten, regionale und der

Saison entsprechende, ausgereifte Sorten auszuwählen. Langsam wachsendem Gemüse ist hierbei der Vorzug zu geben, da sie das Nährungssystem einfacher umwandeln kann, als schnell wachsende Sorten. Letztere können, regelmäßig über das Jahr hinweg konsumiert, das Nährungssystem überfordern, insbesondere, wenn sie aus dem Treibhaus stammen.

Langsam wachsen:
- Brokkoli, Blumenkohl sowie alle anderen Kohlsorten
- Rübengemüse wie Karotten, Rote Bete, Pastinaken, Steckrüben
- Zwiebelgemüse wie Lauch, Frühlingszwiebeln
- Kürbis

Schnell wachsen:
- Tomaten, Zucchini, Gurken, Auberginen, Paprika
- Blattgemüse wie Spinat und Mangold

Es ist ebenfalls empfehlenswert, Zubereitungsweisen zu meiden, mit denen das Nährungssystem schnell überfordert ist. Dazu gehören fettreich sowie reichhaltig, statt einfach zubereitete Speisen und stark verarbeitete Lebensmittel mit einem hohen Anteil an Zusatzstoffen sowie kalte und vor allem eisgekühlte Speisen und Getränke. Ebenso überfordern Garmethoden wie heißes Anbraten, Frittieren oder das Erhitzen in der Mikrowelle häufig das Nährungssystem und sind daher besser zu meiden. Weiterhin ist es für die optimale Umwandlung der Nahrung sehr wirkungsvoll, zum Essen nichts zu trinken, insbesondere keine kalten Getränke und keine Fruchtsäfte.

Nicht zuletzt erfordert eine Gewichtsreduktion für viele Übergewichtige, schlichtweg weniger zu essen. Der Auswahl, Zubereitung und Aufnahme der Nahrung ist hingegen mehr Achtsamkeit, Fürsorge und Wertschätzung entgegenzubringen.

Sorgen Sie für eine gute Erdung

Neben der entsprechenden Ernährungs- und Zubereitungsweise können alle anderen Aspekte, die im weitestgehenden Sinne nährend sind, zu einer Stärkung des Erdelementes beitragen und damit Übergewicht vermeiden. Dazu gehören alle Bindungen, Einbindungen und Verbindungen, die uns im leiblichen wie im geistigen Bereich Fürsorge und Stabilität, eine Art Erdung geben. Das kann eine erfüllende Partnerschaft, ein stabiles Einkommen, wohltuende Freundschaften, eine Wohnung, in der wir uns wohl fühlen, ein Eingebundensein in die Natur und vieles andere mehr sein.

Nicht zuletzt fördert körperliche Aktivität die Funktion des Nährungssystems und ist daher ein wichtiger Bestandteil jeglicher Prävention und Therapie eines energetischen Ungleichgewichts, so eben auch von Übergewicht.

Krebs

Nach der Diagnostik der TCM handelt es sich bei Krebs um eine andauernde Stagnation. Eine Stagnation kann auf unterschiedliche Weise entstehen. Sie kann mechanisch, klimatisch, emotional oder durch die Ernährung verursacht sein. Beispielsweise kann sie durch eine Verletzung erfolgt sein. Es kann Kälte von außen eingedrungen sein. Eine langandauernde emotionale Belastung, vor allem Angst, kann vorliegen. Ebenso kann eine die Zirkulation herabsetzende Ernährungsweise (kalt, feucht) eine Stagnation hervorrufen. Wenn die Energiezirkulation in den Zellen durch eine Stagnation beeinträchtigt ist, kommt es zu einer Unterversorgung der betreffenden Gewebezellen mit Energie und Blut.

Der Körper versucht in Folge diese Stagnation zu lösen. Er zielt also darauf ab, den Energiefluss wieder in ein harmonisches Gleichgewicht zu bringen. Das gelingt ihm normalerweise, wenn ein gesunder Zustand vorliegt und die stagnationsauslösenden Faktoren nicht Überhand nehmen. Gelingt dies jedoch nicht, dann bleibt die Stagnation andauernd bestehen und die betroffenen Zellen teilen sich, werden größer, um auf diese Weise die mangelhafte Versorgung mit Energie und Blut auszugleichen. Es kommt zu einem entarteten Zellwachstum. Körperbereiche wie die Brust, wo aufgrund der Lokalisation (Anhängsel) bereits eine geringere Zirkulation als im Rest des Körpers herrscht, sind somit besonders anfällig für Stagnationen.

Mit der Ernährung entgegenwirken

Die Prävention einer ernährungsmitbedingten Stagnation und Zellvermehrung umfasst hinsichtlich der Ernährung folgende Maßnahmen:

- Die Vermeidung der Überforderung des Nährungssystems durch zu reichliches Essen und zu spätes abendliches Essen sowie alle anderen Extreme.
- Ebenso ist eine starke Reduzierung der Lebensmittel, die zur Bildung von Feuchtigkeit neigen und solcher, die viel Verdauungsfeuer benötigen, für die Vermeidung von Feuchtigkeit von Vorteil. Das Gleiche gilt für Zubereitungsweisen, die das Nährungssystem schnell überfordern, wie heißes Anbraten, Frittieren, Garen in der Mikrowelle und Tiefkühlen.
- Insbesondere sind Lebensmittel mit Zusatzstoffen zu meiden, da sie, unabhängig von der Art des Lebensmittels und der Zubereitungsweise, das Nährungssystem leicht überfordern können.
- Die Ernährungsleitlinie 3 „Einfachheit" ist bei bereits vorhandenen Symptomen einer Stagnation mit der Ansammlung von Feuchtigkeit (Myome, Zysten, Knoten) ganz besonders zu beachten.

Einfach zusammengesetzte Speisen sind für das Nährungssystem besonders zuträglich. Damit wird eine gute Umwandlung der Nahrung gefördert und die Bildung von Feuchtigkeit vermieden. Die meisten Fertigprodukte enthalten hingegen viele verschiedene Zutaten sowie Zusatzstoffe und sind daher besser zu meiden.

Das Prinzip Einfachheit

Einfachheit, im weitestgehenden Sinne, ist nicht nur im Hinblick auf die Ernährung ein wichtiger Faktor bei der Vorbeugung von Krebs. Es betrifft unsere Wahrnehmung des Lebens insgesamt. Das Leben in seinen grundlegenden Formen und Wechselwirkungen zu betrachten, ist eine solch einfache Wahrnehmung. Diese Betrachtungsweise gelingt, indem wir die Aufmerksamkeit gezielt auf den Augenblick richten. Damit bekommen wir mehr Abstand von der erlebten Komplexität des Lebens. Es handelt sich hierbei jedoch um eine scheinbare Komplexität, da diese nur auf unserer Wahrnehmung, unserem Aufmerksamkeitsfokus beruht. So sind wir einerseits oft gedanklich mit vergangenen Dingen und vor allem mit den damit verbundenen Gefühlen beschäftigt. Unser Befinden wird auf diese Weise von der Vergangenheit (mit)bestimmt. Andererseits beschäftigen wir uns häufig mit dem, was in der Zukunft passieren könnte. Beispielsweise mit einer potenziellen Krankheit wie Krebs. Auch hier wirken die mit diesen Gedanken einhergehenden Gefühle auf unser Befinden ein.

Es ist quasi eine Art mentale, feinstoffliche Vermehrung (Komplexität) von Gedanken und Gefühlen, die hierdurch entsteht und die sich dann in einer körperlichen, entarteten Zellvermehrung, im Krebs manifestieren kann. Das gilt insbesondere, wenn es sich bei den mit den betreffenden Gedanken einhergehenden Gefühlen um gestaute Wut, festgehaltene Trauer oder lähmende Angst handelt. Diese Gefühle vermitteln ein Empfinden von Enge und Fremdbestimmtsein. Sie bremsen den Energiefluss und bringen ihn auf Dauer zum Stagnieren.

Durch Wertschätzung Vergangenes loslassen. Durch Vertrauen die Unsicherheit der Zukunft willkommen heißen. Durch Achtsamkeit im Jetzt leben.

Aufmerksamkeit auf das Jetzt richten

Die Aufmerksamkeit auf das Jetzt zu richten, entwirrt und vereinfacht hingegen das Leben nicht nur. Es gibt uns auch das Gefühl, Raum zu haben, sich mit dem eigenen Rhythmus ausdehnen zu können. Die Aufmerksamkeit gibt uns Weite. Wir fühlen uns von all den Dingen, die wir glauben bewältigen, erfüllen und kontrollieren zu müssen und den damit verbundenen

Gefühlen nicht mehr überfordert und fremdbestimmt. Diese Weite, das Gefühl im eigenen Rhythmus zu sein, fördert den harmonischen Fluss der Energie.

Die eigenen, natürlichen Rhythmen wahrzunehmen und zu achten – Schlaf-/Wachrhythmus, Menstruationszyklus, Herzrhythmus, Atemrhythmus etc. – stärkt den harmonischen Fluss der Energie. Das Bewusstsein, mit dem eigenen inneren Rhythmus in die natürlichen Rhythmen der Natur – Tag-/Nachtrhythmus, Mondzyklen, Jahreszeiten – eingebunden zu sein, bringt uns ebenfalls dem Gefühl, im Fluss zu sein näher.

Somit fördern alle Maßnahmen, die den eigenen inneren Rhythmus stärken und das Gefühl von Weite, von Raum vermitteln, den harmonischen Energiefluss und beugen so mentalen wie körperlichen Stagnationen vor. Es gibt viele solche Maßnahmen und Verhaltensweisen und so wird jede auf ihre Weise in den eigenen Rhythmus und den eigenen Raum, die eigene Weite geführt. Das kann beispielsweise durch Sport, Yoga, Qi Gong, Tanzen, Musikhören, Meditation, achtsames Atmen, regelmäßige Mahlzeiten in Achtsamkeit sein. Bei all diesen Formen ist für die Wirksamkeit entscheidend, dass sie ein Gefühl von Weite und im Fluss sein vermitteln. Wenn wir hingegen nur das tun, was andere empfohlen haben, ohne selbst die Wirkkraft der Maßnahme zu spüren, dann wird es auch nichts nutzen oder sogar eher noch schaden.

INFO

Prävention
- Überforderung des Nährungssystems vermeiden (v.a. Extreme meiden, Zusatzstoffe meiden)
- Bildung von Feuchtigkeit meiden (v.a. Lebensmittel und Zubereitungsweisen, die Feuchtigkeit begünstigen, stark reduzieren)
- Einfachheit
- im Fluss sein (den eigenen inneren Rhythmus und darüber den harmonischen Energiefluss fördern)

INFO

Osteoporose und Wechseljahre – ein überschätztes Problem?

Die Osteoporose hat im Hinblick auf Erkrankungs- und Sterberate nicht die Bedeutung wie Herz-Kreislauf-Erkrankungen und Krebs. In der Beratungspraxis treten jedoch wiederholt Fragen zur Prävention auf, daher soll nochmals kurz darauf eingegangen werden.

Substanzverlust

Nach der TCM wird Osteoporose durch einen Substanzverlust verursacht. Es ist bereits so viel Kerzenwachs verbraucht, dass unsere Knochen, als eine Form der Substanz, brüchig geworden sind. Die Osteoporose spielt weniger für das mittlere als vielmehr für das höhere Lebensalter eine Rolle, wenn natürlicherweise vermehrt Knochensubstanz abgebaut ist. Man spricht hier von seniler Osteoporose oder Altersosteoporose. Bei der seltener vorkommenden postmenopausalen Osteoporose liegen hingegen bereits zeitnah zur Menopause Knochenbrüche vor. Im Gegensatz zur westlichen Medizin wird der Grund für diese frühzeitige Osteoporose nicht vorrangig in den hormonellen Veränderungen gesehen. Wie bei der Altersosteoporose wird ein altersbedingter Verlust an Knochensubstanz dafür verantwortlich gemacht. Nur handelt es sich eben um einen vorzeitig ablaufenden Alterungsprozess. Lebensstil, Erkrankungen, Medikamente und eine erbliche Veranlagung – wenig Substanz (Kerzenwachs) bereits von Geburt an – können dies verursacht haben.

Niedriger Östrogenspiegel ist Symptom, aber nicht die Ursache

Der reduzierte Östrogenspiegel ist also nur ein Zeichen des Alterungsprozesses, letztlich der verminderten Substanz und nicht dessen Ursache. Daher gilt zur Vorbeugung dieser „frühzeitigen Altersosteoporose" die Empfehlung, für den Erhalt der Substanz (Kerzenwachs) zu sorgen. Wie dies zu bewerkstelligen ist, wird auf S. 82 und unter dem Thema Herz-Kreislauf-Erkrankungen ausführlich dargelegt (S. 93). Im höheren Lebensalter ist es, neben der entsprechenden Ernährung, wichtig, insbesondere Muskelkraft und Beweglichkeit durch regelmäßige körperliche Aktivität zu fördern, um damit Stürzen, die häufig Ursache von Frakturen sind, vorzubeugen.

Herz-Kreislauf-Erkrankungen

Zwischen der TCM und der westlichen Medizinlehre bestehen im Hinblick auf Störungen von Organen andere Zuordnungen und Erklärungen. So auch in Bezug auf das Herz und entsprechende Symptome und Krankheiten. Nach der TCM gehören beispielsweise auch die westlichen Diagnosen Schlafstörungen, Unruhe, Nachtschweiß, Albträume, geistige Erkrankungen, geistige Verwirrung, Gedächtnismangel und Anämie zu Herzsyndromen, hängen also mit dem Funktionskreis des Herzens zusammen.

Ein Teil der Störungen im Funktionskreis des Herzens beruht nach der TCM auf einem Übermaß an Yang (Aktivität) im Verhältnis zu Yin (Substanz). Betrachten wir dazu das Kerzenmodell, so liegt ein Ungleichgewicht zwischen Flamme und vorhandenem Kerzenwachs in der Weise vor, dass die Flamme unverhältnismäßig hoch brennt und so viel Kerzenwachs verbraucht wird.

Ungleichgewicht zwischen Aktivität und Substanz

Aus folgendem Grund kann es zu einem solchen Ungleichgewicht kommen. Die Aktivität – ob in physischer oder geistiger Form – übersteigt die substanzgebende Größe, zu der die Ernährung und der Schlaf sowie alle anderen Ruhephasen und nährenden Größen gehören. Dieses Ungleichgewicht zwischen Aktivität und Substanz zeigt sich bei den Betroffenen häufig

in vielen Lebensbereichen, eben auch in der Ernährungsweise.

So geht ein stressreiches, auf hoher Flamme geführtes Leben, oftmals mit einer Ernährungsweise einher, die wenig Substanz aufbaut und die die bereits hohe Flamme (Aktivität) noch mehr anregt und das Kerzenwachs (Substanz) somit weiter angreift. So wird viel Kaffee, Tabak und Alkohol konsumiert. Aus dem Erleben von Druck und Zeitmangel heraus werden Lebensmittel und Speisen bevorzugt, die mit wenig Aufwand zuzubereiten und schnell, nebenbei verzehrbar sind: belegte Brote, Milchprodukte, rohes Obst und Fertiggerichte, die häufig eine hohe Aufnahme an Zusatzstoffen mit sich bringen.

Ansammlung von Feuchtigkeit

Neben dem Ungleichgewicht zwischen Substanz und Aktivität kann auch die Ansammlung von Feuchtigkeit für die Entstehung von Herz-Kreislauf-Erkrankungen verantwortlich sein. Die Feuchtigkeit behindert die Zirkulation des Blutes und legt sich quasi an den Wänden der Blutgefäße ab. Das stört zunehmend den Fluss des Blutes und führt zu einer Stagnation des Blutes. Dies kann sich beispielsweise, westlich diagnostiziert, in Form einer Arteriosklerose zeigen.

Feuchtigkeit entsteht durch eine unzureichende Umwandlung der Nahrung durch das Nährungssystem und insbesondere durch einen hohen Konsum an Feuchtigkeit bildenden Nahrungsmitteln. Hierbei ist wiederholt hervorzuheben, dass nicht nur das, was wir essen, für eine Überforderung des Nährungssystems und folglich für die Bildung von Feuchtigkeit verantwortlich ist. Auch die Art und Weise der Nahrungsaufnahme – in Ruhe und Achtsamkeit oder in Hektik und Zerstreutheit – ist dabei bedeutsam. Ein Faktor, der bislang wenig Aufmerksamkeit im Hinblick auf die Zunahme an Herz-Kreislauf-Erkrankungen erhalten hat.

Nach der Menopause erkranken Frauen häufiger

Eine solch unbalancierte Ernährungsweise macht sich vor allem mit zunehmendem Alter bemerkbar, wenn das Nährungssystem in seiner Funktion nachlässt.

Der Eintritt der Menopause ist ein deutliches Zeichen des Alterungsprozesses. Damit einhergehend kann sich eine verminderte Bereitstellung von Substanz und ein vermehrter Anfall von Feuchtigkeit bei der Umwandlung der Nahrung einstellen. Es kann somit nach der Menopause leichter zu einem Ungleichgewicht zwischen Kerzenwachs und Flamme kommen als zuvor. Daher treten bei Frauen Herz-Kreislauf-Erkrankungen auch vermehrt nach der Menopause auf. Liegen bereits leichte Störungen der Herzfunktion vor, ist zur Vorbeugung manifester Erkrankungen die Ernährungsweise darauf auszurichten, das Kerzenwachs (Substanz) gezielt aufzubauen, die Bildung von Feuchtigkeit zu vermeiden und die Flamme (Aktivität) in einem

angemessenen Verhältnis zum Kerzenwachs zu halten. Konkret bedeutet dies, eine Ernährungsweise zu praktizieren, die zum einen ausreichend Substanz liefert, statt vorwiegend Feuchtigkeit zu bilden. Zum anderen werden Lebensmittel und Zubereitungsweisen stark reduziert, die die Flamme durch ihre thermisch heiße oder warme Wirkung zusätzlich erhöhen würden oder auf das Kerzenwachs austrocknend wirken. Dazu gehören insbesondere scharfe Gewürze (vor allem Knoblauch), hochprozentiger Alkohol und Rotwein, Kaffee, schwarzer und grüner Tee, Tabak, bittere Kräuter und Zubereitungsweisen wie heißes Anbraten und Frittieren sowie Lebensmittel mit Zusatzstoffen.

Das Herz beleben und erfreuen

Neben der Ernährung sind, wie bereits erwähnt, gewöhnlich weitere Faktoren für eine Störung im Funktionskreis des Herzens verantwortlich. Auf diese soll nachfolgend näher eingegangen werden. Zu diesen weiteren Größen gehören alle körperlichen und geistigen Aktivitäten, die in einem unzuträglich hohen Maß betrieben werden. So entsprechen ein stressreicher und hektischer Lebenswandel, Überarbeitung und starke emotionale Belastungen einem Übermaß an körperlichen beziehungsweise geistigen Aktivitäten. Dieses zu hohe Maß an Aktivität (Flamme) verbraucht in Folge viel Substanz (Kerzenwachs). Entspannende und maßvoll kräftigende körperliche Aktivität sowie Emotionen, die das Herz beleben und erfreuen, kräftigen hingegen das Herz und damit seine Funktion.

„Das Herz hüpft vor Freude", sagt der Volksmund. So ist auch nach der TCM Freude die Emotion, die dem Herzen zugeordnet ist. Danach belebt und stärkt Freude das Herz. Ebenso fördert eine offene und klare Kommunikation die Funktion des Herzens. Werden hingegen belastende Dinge nicht ausgesprochen – so weiß auch hier der Volksmund – wird das Herz schwer und darunter leidet seine Funktion.

So kann eine Funktionsstörung des Herzens nach der TCM einerseits aus dem Erleben von Zeitdruck, dem Empfinden nicht alle anstehenden Aktivitäten in der verfügbaren Zeit erledigen zu können, resultieren. Andererseits kann sie aus dem Erleben von emotionalem Druck, dem Empfinden, nicht alles ausdrücken zu können, was uns auf dem Herzen liegt, hervorgehen.

Ein starkes Herz zeigt sich im klaren und ruhigen Geist

Beides, Zeitdruck und emotionaler Druck wird in unserer heutigen Zeit gerne mit dem Begriff „Stress" bezeichnet. Der Anspruch oder der Glaube, möglichst viel pro Zeiteinheit tun zu müssen – ob bei der Arbeit oder in der Freizeit – verleitet häufig dazu, mehrere Dinge gleichzeitig tun. Das führt weg vom Hier und Jetzt und damit von einem intensiven Erleben und klaren Wahrnehmen der Gefühle des Augenblicks, von dem, was uns guttut oder uns schadet. Dies trifft nicht zuletzt auch auf die Nahrungsaufnahme zu, die immer häufiger nur noch nebenbei abläuft. Auch hier bleibt eine intensive und klare Sinneswahrnehmung oftmals aus. Die

damit einhergehende fehlende emotionale Nährung führt dann häufig zu einer übermäßig hohen Nahrungszufuhr.

Das Herz speichert den Geist und beherrscht das Blut und die Blutgefäße, so die Lehre der TCM. Danach beeinflusst das Herz den Zustand des Geistes und der Geist die Funktion des Herzens. So zeigt sich ein starkes Herz in einem klaren und ruhigen Geist. Ein ruhiger und offener Geist drückt sich in einem wohlfunktionierenden Herzen aus. Alle Maßnahmen, die den Geist beruhigen und klären, ob Meditation, Kontemplation, Gebet und ganz besonders auch ein offenes Gespräch – „sich das Herz erleichtern" –, wirken sich somit positiv auf die Funktion des Herzens aus. Diese Zusammenhänge sind mittlerweile auch aus wissenschaftlichen Studien bekannt.

INFO

Prävention

- Substanz (Kerzenwachs) und Aktivität (Flamme) in Balance bringen
- Ernährungsleitlinien: Lebensmittel und Zubereitungsweisen meiden, die diese Balance gefährden (scharfe Speisen und Lebensmittel, Alkohol, Kaffee, schwarzer und grüner Tee, Tabak, bittere Kräuter, heißes Anbraten, Frittieren, Zusatzstoffe)
- entspannende und maßvoll kräftigende körperliche Aktivität
- Meditation, Kontemplation, Gebet
- Freude
- offene und klare Kommunikation
- Bildung von Feuchtigkeit vermeiden

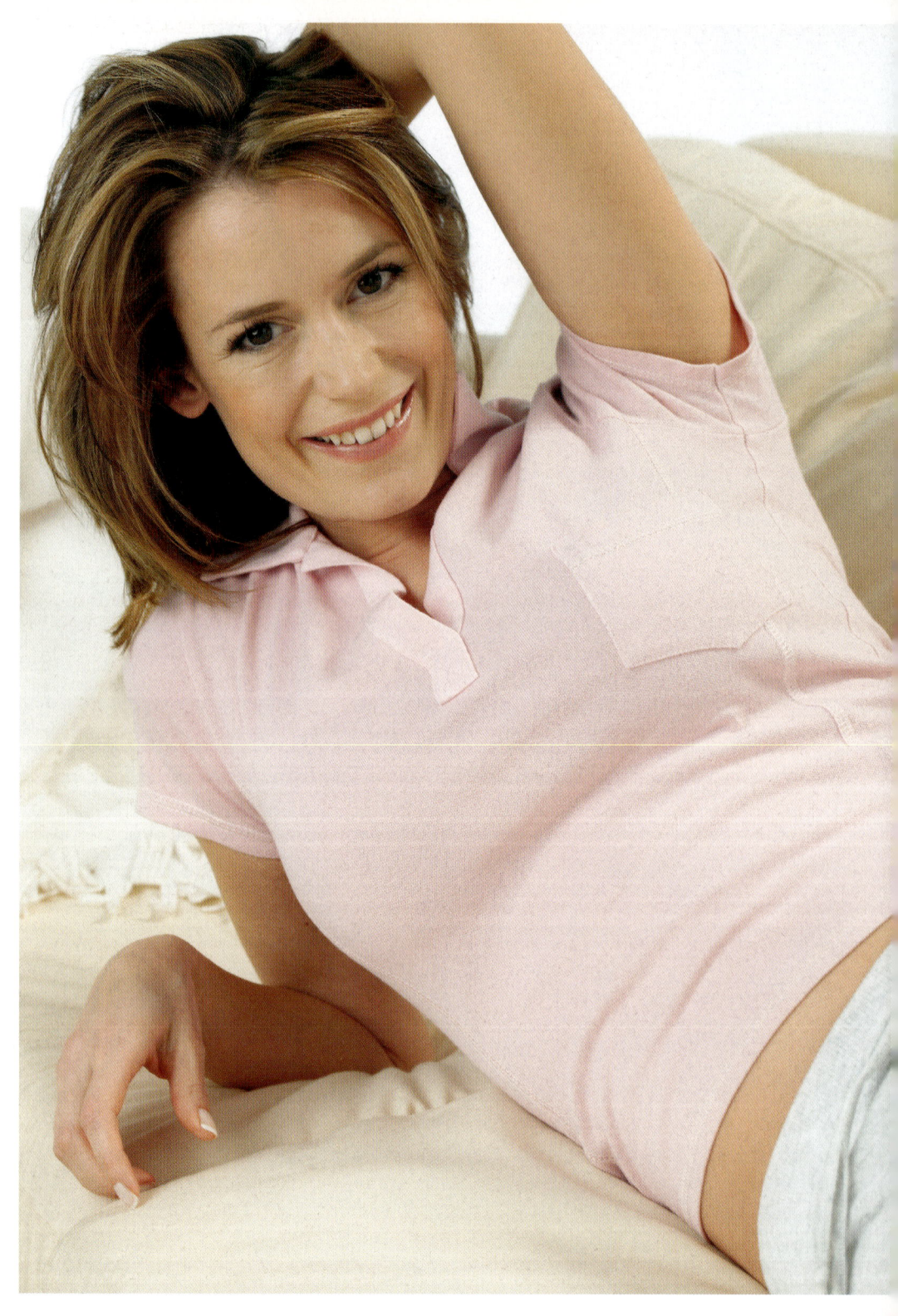

Essen mit Lust und Freude

Wenn Sie lernen, Ihre Aufmerksamkeit im Rahmen der Ernährung auf die Gefühle des Wohlseins auszurichten, sind Sie auf dem besten Wege Ihr Leben mit immer mehr Wohlsein anzufüllen. Ein achtsames Lesen des nachfolgenden Kapitels und die Durchführung der darin enthaltenen Übungen eröffnen diesen Weg.

Es gibt keine guten und schlechten Lebensmittel

Das Paradies ist dort, wo wir die Ernährungswelt nicht dem Verstand nach in gute und schlechte Lebensmittel einteilen. Das Paradies ist dort, wo die Nahrungsaufnahme nach dem Gefühl von Wohlsein ausgerichtet ist und folglich reines Wohlsein bereitet. Wohlsein ist hier als eine Art übergeordneter Gefühlsbegriff für die verschiedenen Gefühlsempfindungen von Wohlsein zu verstehen. Für die eine Frau bedeutet Wohlsein, sich nach dem Essen gut und gestärkt zu fühlen. Für eine andere heißt es, sich leicht zu fühlen und frei von Verdauungsbeschwerden zu sein. Für die nächste bedeutet Wohlsein ein warmes, wohliges Gefühl nach dem Essen zu haben. Letztlich heißt es, mit sich und der Welt in dem jeweiligen Augenblick in Harmonie, im Fluss zu sein. Wenn die Energie frei fließt, fühlen wir uns wohl.

Viele Frauen sind jedoch bisweilen in ihrer Ernährungsweise so vom Verstand geleitet, dass sie ihre wahren Gefühle von Wohlsein nicht mehr spüren oder diese unterdrücken. Aus Angst vor einer Erkrankung oder einer Gewichtszunahme befolgen sie stets die aktuellsten Ernährungsempfehlungen. Aufkommende Gefühle von Unwohlsein, die die persönliche Angemessenheit dieser Empfehlungen infrage stellen würden, werden verdrängt.

Gefühle wieder wahrnehmen

Auf welche Weise gelingt es, den Gefühlen von Wohlsein wieder mehr Raum zu geben, sie zuzulassen und erfahrbar zu machen und dann dem eigenen Empfinden auch zu vertrauen? Einerseits durch Vertrauen: Vertrauen in das innere Wissen, in das, was sich uns über die Gefühle von Wohlsein und Unwohlsein mitteilt.

Vertrauen hält die Angst in einem gesunden Maß. Es gewährt den Raum, der für das Zulassen und Erfahren des inneren Wissens notwendig ist. Dieses Vertrauen wird durch eine stabile Mitte gefördert (S. 50 und 86).

Andererseits wird mit einer Ernährungsweise, die das Erdelement stärkt, eine ausgeprägte Geschmackswahrnehmung gewährleistet. Dadurch können wir auch besser wahrnehmen, was Wohlsein und was Unwohlsein bereitet. Normalerweise lässt die Geschmackswahrnehmung mit zunehmendem Alter aufgrund der verschlechterten Funktion des Nährungssystems nach.

Nach der Lehre der TCM ist der natürliche Geschmack, der Eigengeschmack eines Lebensmittels, ein wichtiges Qualitätskriterium für dessen Energie. Ein guter, runder Eigengeschmack geht mit einer harmonischen Energie des Lebensmittels einher.

Überzeugungen erkennen und hinterfragen

Weiterhin ist es für die Wahrnehmung des inneren Wissens hilfreich, sich den eigenen Überzeugungen im Hinblick auf Lebensmittel und die Ernährung bewusst zu werden. Wenn wir diese Überzeugungen kennen, dann können wir sie im Hinblick auf ihre Stimmigkeit mit unserem Wohlsein hinterfragen und überprüfen.
- „Ich esse viele Milchprodukte, das schützt mich vor einer Osteoporose."
- „Ich esse viel Obst, das ist vitaminreich, hat wenig Kalorien und kein Fett und so bleibe ich schlank und gesund."

- „Ich esse viele an Vitamin C reiche Zitrusfrüchte, das bewahrt mich vor einer Erkältung."
- „Ich esse viel frisches Obst und Gemüse, das beugt Krebs vor."

Solche und ähnliche Aussagen zeigen Überzeugungen auf, die die Nahrungsauswahl vieler Frauen bestimmen. Es sind Überzeugungen, die rein dem Verstand entspringen.

Ein bewusstes Wahrnehmen der Wirkung von Lebensmitteln erleichtert es, Überzeugungen und damit Ernährungsgewohnheiten loszulassen, die zu Unwohlsein statt zu Wohlsein führen.

Der folgende Abschnitt und die darin beschriebene Übung ermöglicht den dazu notwendigen Einblick in die persönliche Ernährungswirklichkeit. Eine Wirklichkeit, die durch die eigenen Überzeugungen erschaffen werden.

Wir erschaffen uns unsere Ernährungswirklichkeit

Mit jedem Lebensmittel, das wir kennen, verbinden wir eine bestimmte Vorstellung, ein bestimmtes Bild. Dieses Bild entspringt den Überzeugungen, die wir von dem jeweiligen Lebensmittel haben. Sie können als positiv oder negativ empfunden werden. Sofern wir die freie Auswahl haben, werden wir nur die Lebensmittel essen, die mit einem positiv erlebten Bild verbunden sind. Wenn wir beispielsweise eine Schweinshaxe als zu fett und ungesund empfinden, dann werden wir mit großer Wahrscheinlichkeit auch keine Schweinshaxe essen.

Unser Essen und sein Image

Lebensmittel-Bilder beeinflussen somit die Auswahl und die Aufnahme von Lebensmitteln. Solche Bilder und damit die dahinterstehenden Überzeugungen werden durch viele Faktoren geformt. So nimmt die Kultur und die Familie, in der wir aufwachsen, Einfluss auf deren Entstehung. Beispielsweise hat Katzenfleisch in China das Image (Bild) normales, essbares Fleisch zu sein. Im westlichen Kulturkreis wird damit hingegen eher das Bild von Ungewissheit und Ekel verknüpft. Hirse wird in der einen Familie mit der Vorstellung verbunden, etwas Gesundes zu sein. In einer anderen Familie herrscht der Glaube, es handle sich bei Hirse um Nahrung für Tiere, die für den Menschen unfein ist.

Weitere Größen, die unsere Vorstellungen von Lebensmitteln prägen, sind unter anderem das Geschlecht, die soziale Schicht, der Bildungsstand, die Lebensmittelwerbung, die Wissenschaft und die entsprechenden Aufklärungseinrichtungen sowie die Medien. Nicht zuletzt ist der jeweilige Zeitgeist und die ihn bedingenden Faktoren für die Ausprägung der Lebensmittel-Bilder bedeutsam. Früher waren es eher traditionelle und finanzielle Aspekte sowie solche der Verfügbarkeit, die die Vorstellungen von Lebensmitteln formten. Heute werden Lebensmittel-Bilder zunehmend von einem Zeitgeist geprägt, der vor allem durch die wissenschaftlichen Erkenntnisse und das, was die Medien daraus machen, bestimmt wird. So hatte Rindfleisch früher das Image, ein „Stück Lebenskraft" zu sein. Heute wird es von zunehmend mehr Menschen als Risikofaktor für bestimmte Krankheiten betrachtet. Kiwis hatten noch vor ca. 20 Jahren das Image, exotisch zu sein. Heute gehören sie mehr oder weniger zum Standardobst. Seit Billigsupermärkte Champagner für die Massen erschwinglich machen, hat dieser sein Image der Exklusivität eingebüßt.

Neben dem Zeitgeist sind das Geschlecht und die damit verknüpften Rollenbilder von großem Einfluss auf die Lebensmittel-Bilder und damit auf die Auswahl von Lebensmitteln. So werden Lebensmittel, die das Image haben, schwer zu sein oder als kraftvoll zu gelten, eher von Männern verzehrt. Zu diesen Lebensmitteln gehören beispielsweise ein deftiger Fleischbraten, die besagte Schweinshaxe, rotes Fleisch und Kraftbrühe. Alle Lebensmittel hingegen, die als leicht angesehen werden, sind vor allem bei Frauen beliebt: weißes Fleisch, Salat, fettarme Milchprodukte, Äpfel und Karotten.

Sushi: exklusiv oder kalter Fisch

Diese in vielfältigen Formen vorhandenen Lebensmittel-Bilder prägen, wie gesagt, stark unsere Lebensmittelauswahl. Das hängt vor allem damit zusammen, dass Lebensmittel und das, was sie versinnbildlichen, bei dem Verzehr ein Teil von uns werden. Wir verleiben sie uns ein. Die Nahrungsaufnahme ist somit ein sehr intimer Vorgang. Sofern wir die Wahl haben, essen wir nur das, was uns entspricht, womit wir uns identifizieren können. So ist Sushi für Frauen, die sich als offen für

Neues und als außergewöhnlich bezeichnen oder es gerne sein möchten, etwas Exotisches, das sie für ihr Leben gerne essen. Für Frauen hingegen, die sich damit identifizieren, zurückhaltend und traditionsbewusst zu sein, ist Sushi kalter, toter Fisch, den sie niemals gegen eine warme Suppe tauschen würden.

Frauen, die besonders gerne Salat essen, begründen dies oftmals damit, dass er so schön frisch, leicht und knackig ist. Welche Frau, besonders jenseits der 40, möchte nicht frisch, leicht und knackig sein?

Zudem ist der Verzehr von Salat mit dem Glauben verbunden, er sei gut für die schlanke Linie, da er kalorien- und fettarm ist. Es sind diese stark verinnerlichten Vorstellungen, die Salat besonders bei Frauen so beliebt machen. Solche Bilder sind oftmals so machtvoll, dass sie das eigene Empfinden hinsichtlich der Wirkung des Lebensmittels verdrängen. Die kalten Hände und Füße wie auch die Blähungen, die ein hoher Salatkonsum bei vielen Frauen mit sich bringt, werden beispielsweise selten mit dem Verzehr von Salat in Verbindung gebracht.

Übung: Werden Sie sich Ihrer Lebensmittel-Bilder bewusst

Wenn Sie eine Ernährungsweise praktizieren wollen, die umfassendes Wohlsein – in Kopf und Bauch – bereitet, ist es sehr hilfreich, sich solcher Lebensmittel-Bilder bewusst zu werden. Damit wird es möglich, diese Bilder zu hinterfragen und zu prüfen, welche Lebensmittel individuell tatsächlich umfassendes Wohlsein bereiten und welche nicht. Für eine solche Prüfung von Lebensmittel-Bildern eignet sich die folgende Übung. Für die folgenden Lebensmittelgruppen

- Getreide/Brot/Backwaren
- Gemüse
- Obst
- Fleisch/Fleischwaren/Fisch
- Käse/Milch/Milchprodukte

- Süßigkeiten
- Hülsenfrüchte
- Eier
- Nüsse
- Sonstiges

wählen Sie jeweils einen Tag aus. An diesem Tag wird wiederholt für einige Minuten über die eigenen Überzeugungen zu den betreffenden Lebensmitteln nachgedacht. Folgende Fragen können dabei als Orientierung dienen:

- Essen Sie das Lebensmittel gerne oder nicht?
- Welches Bild verbinden Sie mit dem Lebensmittel?
- Welches Gefühl wird dadurch in Ihnen ausgelöst?
- Durch welche Faktoren wurde dieses Bild geprägt?
- Hat sich das Bild im Verlauf des Lebens verändert und, wenn ja, durch was?
- Was würde Ihnen fehlen, wenn Sie auf das Lebensmittel verzichten müssten?
- Gibt es etwas, was den dadurch entstehenden Mangel ausgleichen könnte?

Die Antworten auf diese Fragen halten Sie in einem Ernährungstagebuch fest. Eine Woche später wird dann das betreffende Lebensmittel langsam, mit ganzer Konzentration und mit Ruhe gegessen. Achten Sie auf die Gefühle von Wohlsein und Unwohlsein. Dafür ist der Vormittag am besten geeignet, da wir dann in der Regel am sensibelsten sind, was die Wahrnehmung der Lebensmittel anbelangt. Diese Wahrnehmung wird anschließend mit dem Eintrag in dem Ernährungstagebuch verglichen. Fühlen Sie sich beispielsweise nach dem Verzehr von Joghurt, vor allem in der kühleren Jahreszeit tatsächlich erfrischt oder liegt er Ihnen spürbar schwer im Magen und wird es Ihnen unangenehm kühl?

Beispiele für Lebensmittel-Bilder: frisch, leicht, gesund, ungesund, knackig, deftig, rein, schwer, kräftigend, männlich, weiblich, soft, beruhigend, entspannend, aphrodisierend, belebend, anregend, exotisch, exklusiv, edel, vitaminreich, mineralstoffreich, wärmend, erfrischend

Die Kraft der Gedanken

Der Geist lenkt die Energie, so die Lehre der TCM. Somit lenken unsere Gedanken die Energie. In der Umkehrung ausgedrückt heißt das, die Energie folgt unseren Gedanken, folgt unserer Aufmerksamkeit. Damit beeinflussen unsere Gedanken, unsere Aufmerksamkeit das, was sich körperlich (grobstofflich) und psychisch (feinstofflich) zeigt. Diese Zusammenhänge sind auch in wissenschaftlichen Untersuchungen dargelegt.

So ist aus der Psychosomatik und der Immunologie bekannt, dass sich negative Gefühle und Einstellungen wie Wut, Ärger und Angst negativ auf unser Befinden auswirken und krank machen können. Gefühle von Liebe und Vertrauen steigern hingegen unser Wohlbefinden.

Wenn wir diese Zusammenhänge auf den Bereich der Ernährung übertragen, wird deutlich, wie wichtig es ist, sich der Gedanken und Gefühle, die mit der Auswahl, Zubereitung und Einverleibung der Nahrung verbunden sind, bewusst zu sein.

Wenn wir unsere Aufmerksamkeit darauf ausrichten, Krankheiten und Übergewicht vorzubeugen, lenken wir unsere Energie auf die Krankheiten und auf das Übergewicht. Das heißt, wir geben Dingen viel Aufmerksamkeit, viel Energie, die mit einem Befinden des Unwohlseins einhergehen.

Von was lasse ich mich leiten?

Es macht somit im Hinblick auf unser Befinden einen Unterschied, ob wir denken, ein Apfel am Tag schützt mich vor Krebs oder ob wir denken, Äpfel schmecken mir gut und erfüllen mich mit Wohlsein. Im ersten Fall wird der Konsum eines Apfels indirekt mit etwas als negativ Erlebtem, mit einer Krankheit verbunden. Im zweiten Fall hingegen mit Wohlsein.

Auch wenn es im ersten Fall nur um die Prävention (Vorbeugung) einer Krankheit geht, die Aufmerksamkeit ist dennoch auf die Krankheit selbst ausgerichtet und nicht auf deren Vermeidung, deren Negation. Der Geist kennt kein „Nein", kein „Nicht". Das kann mit einem kleinen Gedankenexperiment verdeutlicht werden. Wenn wir uns vornehmen, vermeiden zu wollen, an einen rosa Elefanten mit grünen Ohren zu denken, dann scheitern wir bei diesem Versuch kläglich. In dem Moment, in dem wir versuchen, uns den rosa Elefanten nicht vorzustellen, stellen wir uns den rosa

Elefanten unmittelbar vor. Wenn wir uns wünschen und damit vorstellen, frei von Krebs zu sein, Krebs vorzubeugen, dann haben wir sofort das Bild von der Krankheit vor Augen und nicht das, frei davon zu sein. Unsere Aufmerksamkeit ist auf die Krankheit und das damit verbundene Unwohlsein ausgerichtet.

Fokussierung aufs Wohlsein

Erst dann, wenn wir unsere Aufmerksamkeit, unsere Gedanken statt auf die Vermeidung von Unwohlsein auf die von Wohlsein ausrichten, wird die Energie in Richtung Wohlsein fließen und Wohlsein wird sich einstellen.

Wir besitzen im Hinblick auf das, was wir uns erschaffen, komplette Eigenmacht und volle Verantwortung. Im Sinne dieser in jedem Menschen innewohnenden Schöpferkraft ist es klug, die Aufmerksamkeit auf das auszurichten, was wir uns von der Nahrung, letztlich vom Leben wünschen: Freude, Kraft, Stabilität, Liebe und alle anderen Gefühle des Wohlseins.

Mit einer unbewussten Ernährung lassen wir uns hingegen entmachten, von der Wissenschaft, der Lebensmittelindustrie, der Werbung, den Ernährungsgurus und vielem anderen mehr. Auf welche Weise es gelingt, unsere Aufmerksamkeit auf eine Ernährung des Wohlseins auszurichten, wird im nächsten Kapitel betrachtet.

Was uns nährt

Gut informierte Verbraucherinnen wissen, Fett ist nicht gleich Fett. Es gibt Fette mit gesättigten, einfach ungesättigten und mehrfach ungesättigten Fettsäuren. Die besonders Aufgeklärten kennen sogar einzelne Fettsäuren wie die Omega-3-Fettsäuren und die Ölsäure. So sind Informationen zu einzelnen Nahrungsbestandteilen wie beispielsweise Fette in der Ernährungsaufklärung und in den Medien immer mehr in den Vordergrund getreten. Das vermittelte Wissen wird dabei zunehmend detaillierter. Damit wächst jedoch nicht nur unser Wissen zu einzelnen Nahrungsbestandteilen. Es nimmt auch der Druck zu, das angesammelte Wissen zu beachten und zu befolgen. Darüber hinaus lenkt dieses Detailwissen unsere Aufmerksamkeit vermehrt auf einzelne Nährstoffe wie beispielsweise Vitamine, Mineralstoffe oder Fettsäuren und letztlich auf das, was wir mit diesen Nahrungsbestandteilen verknüpfen.

Mit dem Mineralstoff Kalzium verbinden wir beispielsweise Osteoporose, mit Vitamin-C-Erkältungskrankheiten und mit Omega-3-Fettsäuren Herz-Kreislauf-Erkrankungen. Zudem nehmen wir mit der Fokussierung auf die einzelnen Nährstoffe Lebensmittel nicht mehr als Ganzes, nicht mehr als festen Verbund an Nährstoffen wahr. Zum einen entsteht so der Glaube, die Wirkung der einzelnen Bestandteile sei unabhängig vom Nährstoffverbund, vom Lebensmittel. Dadurch erscheinen sie als austauschbar und ersetzbar, beispielsweise in Form von Nahrungspräparaten. Zum anderen geht dadurch unsere Achtsamkeit für das sinnliche Erleben von Nahrungsmitteln, für das Erleben der Nahrungsaufnahme als Nährung verloren. Nährung ist hier als Akt der Fürsorge, der Liebe zu verstehen, das, was Essen im ursprünglichen Sinne letztlich ist.

Das gilt für das Stillen der Mutter ihres Kindes und den Verzehr des selbst zubereiteten Frühstücksbreis gleichermaßen. Wir nähren uns und andere mit Nahrung. Das fängt bereits mit der Zubereitung der Nahrung an. So heißt es in der Lehre der TCM, die Energie des Kochs fließt in die Speise ein. Wenn wir also auch bei der Zubereitung der Nahrung von den Motiven der Fürsorge und Liebe geleitet sind, dann wird das Essen besonders nährend sein und uns gut munden.

Achtsamkeit, Liebe, Verbundenheit, Wertschätzung und Vertrauen

Zur Verdeutlichung dieser Zusammenhänge können Sie die nachfolgend beschriebene Übung durchführen.

Tipp

Übung „Ich esse Liebe"
Sagen Sie sich beim Essen Folgendes gedanklich vor: „Ich esse Liebe" und achten Sie auf Ihre Gefühle, die sich dabei einstellen. Betrachten Sie den Unterschied zu vorherigen Situationen, bei denen Sie während des Essens nichts dergleichen gedacht haben. Sie können sich beim Essen gedanklich auch fortwährend sagen „Ich esse Angst" oder „Ich esse Schwere" oder „Ich esse zu viel Fett" oder „Ich esse zu viel Zucker", um den Unterschied in den Gefühlen zu dem Satz „Ich esse Liebe" deutlich(er) zu spüren.

Achtsamkeit nährt Liebe

Mit der Speise nehmen wir auch die Atmosphäre, letztlich die Energie, die während der Nahrungsaufnahme um uns herum herrscht, in uns auf. Es ist daher weise, während des Essens eine harmonische, liebevolle Atmosphäre zu schaffen, um uns auch auf diese Weise nährende Energie zuzuführen.

Um diese Nährung wahrnehmen zu können, benötigen wir ausreichend **Achtsam-**

keit. Wenn wir nicht darauf achten, wann uns Wohlsein widerfährt, dann erleben wir auch kein Wohlsein, keine Nährung durch das, was wir essen. Achtsamkeit können wir üben, indem wir während der Zubereitung und der Einverleibung von Nahrung mit unserer Aufmerksamkeit ganz bei dem sind, was wir tun, ganz damit verbunden sind.

Tipp

Übung „Achtsamkeit"
Versuchen Sie zuerst einmal für nur 3 Minuten ganz bei dem zu sein, was Sie gerade tun, ganz beim Essen zu sein. Sie werden feststellen, wie häufig Ihre Gedanken selbst während dieser kurzen Zeit abschweifen werden. Mit der bewussten Übung wird es Ihnen jedoch zunehmend besser gelingen, mit Ihrer Aufmerksamkeit ganz bei dem zu bleiben, was Sie gerade tun.

Liebe nährt Verbundenheit

So wie die Nahrung der Mutter erst durch die tiefe Verbindung während des Stillens ihres Kindes nicht nur im physischen, sondern auch im psychischen und metaphysischen Sinne nährend ist, so ist auch für uns die Nahrung erst dann auf allen Ebenen nährend, wenn wir mit der Nahrung und den Menschen, die uns nähren, eine tiefe, fürsorgliche (Ver-)Bindung eingehen. Indem wir im Rahmen unserer Ernährung auf die Liebe zu uns und zu anderen ausgerichtet sind, fördern wir unser Bewusstsein für diese **Verbundenheit** mit allem, für das Einssein mit allem.

Verbundenheit nährt Wertschätzung

Das Wissen um solche nährenden (Ver-) Bindungen vermittelt uns Gefühle von Stabilität, Frieden, Mitgefühl und Ruhe.

Damit nimmt auch unsere **Wertschätzung** für Menschen und Lebensmittel – ob Pflanze oder Tier – unwillkürlich zu. Wir bedanken uns dafür, umsorgt und versorgt zu sein. Gleichermaßen rücken die positiven Aspekte unseres Ernährungsverhaltens mehr in den Vordergrund unserer Wahrnehmung.

Die folgende Übung kann diesen Aspekt der Wertschätzung verstärken, wenn sie regelmäßig durchgeführt wird.

Tipp

Übung: fünf Minuten Lob
Konzentrieren Sie sich fünf Minuten lang auf positive Eigenschaften Ihres Ernährungsverhaltens und auf positive Erlebnisse, die Sie während des Essens in der Vergangenheit hatten. Setzen Sie sich dazu still hin und schließen Sie die Augen. Loben Sie sich für all die positiven Verhaltensweisen. Sie können sich ruhig mehrmals für dieselbe Sache lo-

ben. Nach diesen fünf Minuten nehmen Sie Ihre Gefühle wahr.
- Wie geht es Ihnen?
- Wie fühlen Sie sich nach diesen fünf Minuten im Vergleich zu vorher?
- Mit großer Wahrscheinlichkeit besser.

Wiederholen Sie diese Übung täglich.

Wertschätzung nährt Vertrauen

Mit einer bewussten Wertschätzung und Dankbarkeit richten wir unseren Blick, unsere Aufmerksamkeit auf das, was uns das Leben, insbesondere die Nahrung schenkt. Wir erkennen die Fülle, die uns immerfort umgibt und fühlen uns gut versorgt und sicher. Das stärkt unser **Vertrauen** darin, dass uns das Leben nährt. Wir fühlen uns genährt, geliebt.

Vertrauen nährt Achtsamkeit

Vertrauen wiederum ist eine wichtige Grundlage, ohne die **Achtsamkeit** nicht möglich ist. Vertrauen schafft quasi den sicheren Boden unter unseren Füßen, durch den wir im Jetzt stehen können.

Nehmen wir uns hingegen für die Zubereitung und die Aufnahme der Nahrung nur wenig Zeit, sind unachtsam und erledigen alles nebenbei, dann werden wir kaum nährende Energie erfahren. Vielmehr dominiert das Empfinden von Mangel. Sei es das Gefühl des Mangels an Zeit zum Essen oder das Erleben emotionalen Mangels, das durch die unbefriedigten Bedürfnisse an Nährung in uns entsteht. In der Konsequenz geht auch unsere Wertschätzung für die Lebensmittel verloren, denn was wir nicht umfassend wahrnehmen, das können wir auch nicht wertschätzen.

Mit der fehlenden Wertschätzung und dem Blick auf den Mangel werden jedoch statt Vertrauen Gefühle der Angst genährt. Angst lenkt unsere Gedanken auf die Momente in der Vergangenheit, in denen wir uns schlecht ernährt haben. In der Folge kreisen unsere Gedanken mit der „Angst im Nacken" in der Zukunft, um das, was uns durch die schlechte Ernährung alles an Leid und Krankheit ereilen könnte. Wir haben Angst, nicht gut versorgt zu sein und dick, kraftlos, krank und alt zu werden. Angst blockiert letztlich unsere Aufmerksamkeit für die Gegenwart und damit für die Wahrnehmung der Gefühle von Wohlsein und für unser inneres Ernährungswissen.

Nur Vertrauen kann den dafür notwendigen Wahrnehmungsraum schaffen.

Das Vertrauen, dass uns das Leben nährt.

Weiterführende und empfehlenswerte Literatur

Die sieben geistigen Gesetze des Yoga.
Deepak Chopra
Ullstein, Berlin 2006

Das große Buch der Chinesischen Medizin:
Die Medizin von Yin und Yang in Theorie
und Praxis
Ted J. Kaptchuk
Fischer, Frankfurt 2006

Psychosomatik in der Chinesischen Medizin
Klaus-Dieter Platsch
Urban & Fischer Bei Elsevier, München
2005

Das Nullpunkt-Feld: Auf der Suche nach
der kosmischen Ur-Energie
Lynne McTaggart
Goldmann, München 2007

Lächle deinem eigenen Herzen zu:
Wege zu einem achtsamen Leben
Thich Nhat Hanh
Herder, Freiburg 2009

Index

Bibliografische Information der Deutschen Nationalbibliothek
Die Deutsche Nationalbibliothek verzeichnet diese Publikation in der Deutschen Nationalbibliografie; detaillierte bibliografische Daten sind im Internet über http://dnb.d-nb.de abrufbar.

Programmplanung: Sibylle Duelli
Redaktion: Anja Fleischhauer
Bildredaktion: Christoph Frick
Umschlaggestaltung und Layout: Cyclus · Visuelle Kommunikation, Stuttgart

Bildnachweis:
Umschlagfoto: Gettyimages
Fotos im Innenteil: Gettyimages: S. 3;
alle übrigen Fotos: Emotive/F1online

Die abgebildeten Personen haben in keiner Weise etwas mit der Krankheit zu tun.
Die Übungen auf Seite 106 und 107 stammen aus dem Buch: „Wie bewusste Ernährung Ihren Geist beeinflusst" von Antonie Danz, Via Nova, Petersberg, 2010.

Zeichnungen: Daniela Sonntag, Stuttgart

© 2010 TRIAS Verlag in MVS Medizinverlage Stuttgart GmbH & Co. KG
Oswald-Hesse-Straße 50, 70469 Stuttgart

Printed in Germany

Satz: kaltnermedia GmbH, Bobingen
gesetzt in InDesign CS3
Druck: AZ Druck und Datentechnik GmbH, Kempten

Gedruckt auf chlorfrei gebleichtem Papier

ISBN 978-3-8304-3553-2

Wichtiger Hinweis: Wie jede Wissenschaft ist die Medizin ständigen Entwicklungen unterworfen. Forschung und klinische Erfahrung erweitern unsere Erkenntnisse, insbesondere was Behandlung und medikamentöse Therapie anbelangt. Soweit in diesem Werk eine Dosierung oder eine Applikation erwähnt wird, darf der Leser zwar darauf vertrauen, dass Autoren, Herausgeber und Verlag große Sorgfalt darauf verwandt haben, dass diese Angabe dem **Wissensstand bei Fertigstellung des Werkes** entspricht.

Die Ratschläge und Empfehlungen dieses Buches wurden vom Autor und Verlag nach bestem Wissen und Gewissen erarbeitet und sorgfältig geprüft. Dennoch kann eine Garantie nicht übernommen werden. Eine Haftung des Autors, des Verlages oder seiner Beauftragten für Personen-, Sach- oder Vermögensschäden ist ausgeschlossen.

Geschützte Warennamen (Warenzeichen) werden **nicht** besonders kenntlich gemacht. Aus dem Fehlen eines solchen Hinweises kann also nicht geschlossen werden, dass es sich um einen freien Warennamen handelt.

Das Werk, einschließlich aller seiner Teile, ist urheberrechtlich geschützt. Jede Verwertung außerhalb der engen Grenzen des Urheberrechtsgesetzes ist ohne Zustimmung des Verlages unzulässig und strafbar. Das gilt insbesondere für Vervielfältigungen, Übersetzungen, Mikroverfilmungen und die Einspeicherung und Verarbeitung in elektronischen Systemen.

1 2 3 4 5 6

SERVICE

Liebe Leserin, lieber Leser,

hat Ihnen dieses Buch weitergeholfen? Für Anregungen, Kritik, aber auch für Lob sind wir offen. So können wir in Zukunft noch besser auf Ihre Wünsche eingehen. Schreiben Sie uns, denn Ihre Meinung zählt!

Ihr TRIAS Verlag
E-Mail Leserservice: heike.schmid@medizinverlage.de
Lektorat TRIAS Verlag, Postfach 30 05 04, 70445 Stuttgart, Fax: 0711 89 31-748